LEXIQUE
MÉDICAL

Anglais - Français
Français - Anglais

LEXIQUE MÉDICAL

Anglais - Français
Français - Anglais

6ᵉ édition

Ⅲ MASSON

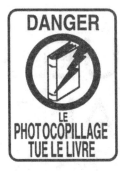
© Masson, Paris, 1990, 2000, 2003

ISBN : 2-294-00990-8

MASSON S.A.S. – 120, bd Saint-Germain, 75280 Paris Cedex 06

AVERTISSEMENT

Ce lexique médical, pour sa sixième édition, conserve dans ses grandes lignes, l'esprit des précédentes éditions. Bien différent d'un dictionnaire, il se constitue autour d'une énumération volontairement simplifiée de termes médicaux, paramédicaux, informatiques et d'usage courant, organisée selon une double version : de l'anglais vers le français et du français vers l'anglais. Son objectif est de permettre une consultation très rapide visant à retrouver le terme exact en anglais ou en français, et ce au cours d'un exposé, de la rédaction d'un article médical ou même lors de l'interrogatoire d'un patient.

Ainsi, les professionnels de santé trouveront dans ce lexique les substantifs, adjectifs, adverbes leur permettant de traduire sans difficulté un article scientifique. Cette sixième édition s'est enrichie volontairement de termes courants de traduction spécifique mais ne contient pas, en revanche, de nouveaux termes médicaux directement compréhensibles car très proches en anglais et en français.

Les orthographes de certains mots anglais et américains sont différentes, il s'agit surtout de termes dérivés du grec. Nous avons choisi l'orthographe américaine, la plus utilisée dans les articles anglophones : les æ et œ anglais sont devenus e comme dans anemia et edema, les terminaisons our sont devenues or comme dans tumor.

Puisse ce lexique répondre à l'attente de nombreux membres des professions de santé, malgré les omissions rendues inévitables par le format de l'ouvrage ! Cet instrument de travail, qui vise à la précision plus qu'à l'érudition, a pour but de devenir un outil pratique facilement consultable par le lecteur auquel il s'adresse.

CONVERSION DES MESURES ANGLAISES EN MESURES INTERNATIONALES

• températures

— Pour convertir une température Farenheit en température Celsius : soustraire 32, multiplier par 5 et diviser par 9.
Ex. :

$$68°\ F = \frac{(68-32)\times 5}{9} = 20\ °C$$

• longueurs

1 inch = 25,4 mm
1 foot = 12 inches = 0,305 m
1 yard = 3 feet = 0,914 m
1 fathom = 6 feet = 1,829 m
1 pole = 5 1/2 yards = 5,027 m
1 chain = 22 yards = 20,108 m
1 furlong = 220 yards = 201,2 m
1 mile = 8 furlongs = 1760 yards = 1609 m
1 nautic mile = 1851 m

• surfaces

1 sq. inch = 6,45 cm^2
1 sq. foot = 9,29 dm^2
1 sq. yard = 0,836 m^2
1 perch = 25,29 m^2

1 rood = 10,12 ares
1 acre = 0,405 ha
1 sq. mile = 259,89 ha = 2,59 km^2

• volumes

1 cubic inch = 16,387 cm^3
1 cubic foot = 0,283 m^3
1 cubic yard = 0,764 m^3

• capacités

1 gill = 0,142 L
1 pint = 4 gills = 0,568 L
1 quart = 2 pints = 1,136 L
1 gallon = 4 quarts = 4,546 L
1 barrel = 32 gallons = 145,39 L
1 US gallon = 3,78 L

• poids

1 grain = 0,0648 g
1 dram = 1,77 g
1 ounce (oz) = 16 drams = 28,3 g
1 pound (lb) = 16 oz = 0,453 kg
1 stone = 14 lb = 6,35 kg
1 quarter = 28 lb = 12,7 kg
1 hundred weight = 112 lb = 50,8 kg
1 ton = 1016 kg

ANGLAIS-FRANÇAIS

A

abacus, abaque
abandonment, abandon
abarticular, abarticulaire
abatement, diminution
abdomen, abdomen
abdominal reflex, réflexe cutané abdominal
abducens nerve, nerf moteur oculaire externe
abducent, abducteur
abduction, abduction
abepithemia, paralysie du plexus solaire
aberrant, anormal
abeyance, suspension d'activité
ability, capacité, faculté
abnormal, anormal
abnormality, anomalie
ABO system, système ABO
abortion, avortement
  – induced, avortement provoqué
above normal, au-dessus de la normale
abrade, raser, ronger
abruptio placentae, hématome rétroplacentaire
abscess, abcès
absolute, absolu
abuse, emploi abusif, sévices
acalculia, acalculie
acanthoma, acanthome
acanthosis, hyperacanthose
acapnia, acapnie
acariasis, acariase
acaricide, antiscabieux
acarinosis, acariase

acarus, acarien
acatalasia, acatalasie
acathisia, acathisie
acceptor, accepteur
access, abord, base de données
accessory, accessoire
accident, accident
acclimatation, acclimatement
accomodation, accommodation
according to, selon
account, compte-rendu
accretion, adhérence
accuracy, justesse
accurate, précis
ACE (angiotensin-converting enzyme inhibitors), IEC (inhibiteurs de l'enzyme de conversion)
acephalous, acéphale
acetabular, acétabulaire
acetaminophen, acétaminophène, paracétamol
acetonemia, cétonémie
acetonuria, cétonurie
acetylcholine, acétylcholine
acetylsalicylic acid, acide acétylsalicylique
achalasia, achalasie
ache, douleur
achieved, accompli
Achilles reflex time, réflexogramme achilléen
  – tendon reflex, réflexe achilléen
aching, douloureux, endolori
achlorhydria, achlorhydrie
acholia, acholie
achondroplasia, achondroplasie
achromatic spindle, fuseau achromatique
achromatopsia, achromatopsie
achylia, achylie
acid, acide
  – phosphatase, phosphatase acide

acid-base balance, équilibre acido-basique
acidemia, acidémie
acid-fast, acido-résistant
acidity, acidité
acidosis, acidose
acinesia, akinésie
acinitis, inflammation des acini
aclusion, occlusion dentaire imparfaite
acme, acmé
acne, acné
 – **rosacea**, acnée rosacée, couperose
aconuresis, énurésie
acor, aigreur
acorea, acorée, acorie
acoustic, acoustique
 – **crest**, crête ampullaire
 – **neuroma**, neurinome de l'acoustique
acoustics, acoustique
acquired, acquis
 – **Immunedeficiency Syndrome (AIDS)**, Syndrome d'Immunodéficience Acquise (SIDA)
acrid, âcre
acrocephaly, acrocéphalie
acrocyanosis, acrocyanose
acrodermatitis, acrodermatite
acrodynia, acrodynie
acrodystrophic neuropathy, acropathie ulcéromutilante
acrokeratosis, acrokératose
acromegalia, acromégalie
acromioclavicular, acromioclaviculaire
acropathy, acropathie
acrotic, acrotique, superficiel
acrotism, pulsation défectueuse
ACTH (adrenocorticotrophic hormon), ACTH (hormone adrénocorticotrope)
actin, actine
acting out, passage à l'acte

actinic dermatosis, actinodermatose
actinon, radon 219
action, action
 – **potential**, potentiel d'action
 – **spectrum**, spectre d'action
 – **tremor**, tremblement d'intention
activator, activateur
active assist exercise, exercice actif assisté
activity, activité
actomyosin, actomyosine
actual, réel, véritable
acuity, acuité
acupuncture, acupuncture
acus, aiguille
acute, aigu
 – **mania**, épisode maniaque
 – **malaria**, accès palustre
acuteness, acuité
acyesis, stérilité féminine
adactylia, adactylie
Adam's apple, pomme d'Adam
adaptation, adaptation
add, ajouter
addict, intoxiqué, toxicomane
addiction, addiction, toxicomanie
address, adresse
adduction, adduction
adductor, adducteur
adenectomy, adénectomie
adenitis, adénite
adenocarcinoma, adénocarcinome
adenofibroma, adénofibrome
adenohypophysis, antéhypophyse
adenoid, adénoïde
adenoidectomy, adénoïdectomie
adenoiditis, adénoïdite
adenoids, végétations adénoïdes
adenolipoma, adénolipome
adenolymphoma, adénolymphome
adenoma, adénome

adenomatosis, adénomatose
adenomyoma, adénomyome
adenomyosis, endométriose
adenopathy, adénopathie
adenosine, adénosine
  – monophosphate (AMP), adénosine monophasphate (AMP)
  – diphosphate (ADP), adénosine diphosphate (ADP)
  – triphosphate (ATP), adénosine triphosphate (ATP)
adenotonsillectomy, adéno-amygdalectomie
adenovirus, adénovirus
adept, expert
adequate, convenable, satisfaisant
adherence, observance
adhesion, adhérence, adhésion
adhesive tape, ruban adhésif, sparadrap
adipose, adipeux
  – cell, adipocyte
aditus, entrée
adjustment, mise au point, ajustement
adjuvant, adjuvant
admission, admission, entrée
admittance, entrée
adnexa, annexes
adopted child, enfant adoptif
adrenal, surrénalien
  – cortex, corticosurrénale
  – gland, glande surrénale
  – medulla, médullosurrénale
adrenalectomy, surrénalectomie
adrenaline, adrénaline
adrenergic, adrénergique
adrenocortical steroids, corticostéroïdes
adrenocorticotrophic hormone (ACTH), hormone adrénocorticotrope (ACTH)
adrenogenital syndrome, syndrome d'Apert-Gallais
adrenolytic, adrénolytique
adult, adulte

adulteration, falsification
adulthood, âge adulte
advance, progrès
advanced, avancé, évolué
advancement, avancement, proraphie
  – flap, lambeau de glissement
advent, apparition
adventitia, adventice
adverse effect, effet indésirable
advertising insert, encart publicitaire
advice, conseil
aerobe, aérobie
aerobic, aérobie
aerocele, laryngocèle
aerodontalgia, aérodontalgie
aerogen, bactérie aérogène
aerophagy, aérophagie
afebrile, apyrétique
affect, affect, disposition
affected, atteint
affection, maladie, trouble
affective disorder, trouble thymique
afferent, afférent
  – loop syndrome, syndrome de l'anse afférente
affinity, affinité
afibrinogenemia, afibrinogénémie
aflatoxin, aflatoxine
African tick fever, fièvre récurrente africaine
after-birth, arrière-faix, délivre
after-care, post-cure, surveillance des convalescents
after-effect, séquelle
after-image, image persistante
after-load, post-charge
after-pains, tranchées utérines
after-taste, arrière-goût
agalactia, agalactie
agammaglobulinemia, agammaglobulinémie
agar, agar, gélose

age, âge
ageing, vieillissement
agency, instance
agenesis, agénésie
agglutinin, agglutinine
agglutinogen, agglutinogène
aggregate, agrégat
aggressin, aggressine
aggression, agression
aging, vieillissement
aglutition, aphagie, impossibilité d'avaler
agnathia, agnathie
agnosia, agnosie
agonist, agoniste
agonize, souffrir le martyre
agony, agonie, douleur
agoraphobia, agoraphobie
agranulocytosis, agranulocytose
agraphia, agraphie
agreement, accord
ague, fièvre intermittente
AIDS, SIDA
  – related complex (ARC), complexe apparenté au SIDA
aim, but
aimed at, destiné à
air, air
  – cell, alvéole pulmonaire
  – embolism, aéroembolisme
  – flow, écoulement gazeux
  – hunger, respiration de Kussmaul
  – splint, attelle gonflable
  – ways, voies aériennes
akathisia, akathisie
ala, aile
albinism, albinisme
albino, albinos
albumin, albumine
albuminuria, albuminurie
alcohol, alcool
alcoholic, alcoolique, éthylique
alcoholism, alcoolisme, énolisme
aldehyde, aldéhyde
aldosterone, aldostérone

aldosteronism, hyperaldostéronisme
alert, attentif
alertness, vigilance
alexia, alexie
alga, algue
algesia, algésie
algid, algide
algogenic, algogène
algorithm, algorithme
alienation, aliénation mentale
alignment, alignement
alimentary, alimentaire
  – tract, tube digestif
alive, vivant
alkalemia, alcalose
alkali, alcalin
alkaline, alcalin
  – reserve, réserve alcaline
alkalinity, alcalinité
alkalinuria, alcalinurie
alkaloid, alcaloïde
alkalosis, alcalose
alkaptonuria, alcaptonurie
alkylating agent, agent alkylant
allantois, allantoïde
allele, allèle
allelomorph, allélomorphe
allergen, allergène
allergy, allergie
alleviate, atténué
alloantibody, allo-anticorps
alloantigen, allo-antigène
allocheiria, alloesthésie
allograft, allogreffe
allopathy, allopathie
alloplasty, alloplastie, hétérogreffe
all-or-none law, loi du tout ou rien
allow, permettre
allowance, prévision, ration alimentaire
alloy, alliage
alopecia, alopécie, calvitie
aloud, à voix haute

alpha, alpha
  – rays, rayons alpha
  – wave, rythme alpha
alphachymotrypsin, alphachymotrypsine
alphafetoprotein (AFP), alpha-
  fœtoprotéine (AFP)
alteration, changement
alternating current, courant
  alternatif
alternative medicine, médecine
  alternative (douce)
altitude sickness, mal des montagnes
alveolar, alvéolaire
alveolitis, alvéolite
alveolus, alvéole
Alzheimer's disease, maladie
  d'Alzheimer
amalgam, amalgame
amastia, amastie
amaurosis, amaurose
amaurotic familial idiocy, idiotie amaurotique familiale
ambidextrous, ambidextre
ambient, ambiant
ambivalence, ambivalence
amblyopia, amblyopie
ambulant, ambulatoire
ambulatory, ambulatoire
  **– electrocardiographic
  monitoring**, Holter ECG
ameba, amibe
amebiasis, amibiase
amebicide, amoebicide
ameboma, amoebome
amelia, amélie
amenorrhea, aménorrhée
amentia, arriération profonde,
  idiotie
American spotted fever, fièvre
  pourprée des Montagnes
  Rocheuses
ametria, amétrie, absence d'utérus
ametropia, amétropie
amine, amine

amino acid, acide aminé
amino-aciduria, amino-acidurie
amitosis, amitose
ammonia, ammoniaque
amnesia, amnésie
amnesiac stroke, ictus amnésique
amniocentesis, amniocentèse
amniography, amniographie
amnion, amnios
amniotic fluid, liquide amniotique
amorphus, amorphe
amount, quantité
ampere, ampère
amphiarthrosis, amphiarthrose
amphoteric, amphotère
ampulla, ampoule
  – chyli, citerne de Pecquet
amygdala, amygdale
amylase, amylase
amyloidosis, amyloïdose
amyotonia, amyotonie
amyotrophic lateral sclerosis,
  sclérose latérale amyotrophique
amyotrophy, amyotrophie
anabolic steroid, stéroïde anabolisant
anabolism, anabolisme
anacrotic, anacrote
anaerobe, anaérobie
analbuminemia, analbuminémie
analeptic, analeptique
analgesia, analgésie
analgesic, analgésique, antalgique
analogous, analogue
analysis, analyse
anaphase, anaphase
anaphoresis, anaphorèse
anaphylaxis, anaphylaxie
anaplasia, anaplasie
anastomosis, anastomose
anatomical, anatomique
  – chart, planche anatomique
  – snuff-box, tabatière anatomique
anatomy, anatomie

ancylostomiasis, ankylostomiase
androgen, androgène
android pelvis, bassin androïde
androsterone, androstérone
anemia, anémie
anencephaly, anencéphalie
aneroid, anéroïde
anesthesia, anesthésie
anesthesic, anesthésique
anesthesist, anesthésiste
aneuploid, aneuploïde
aneurysm, anévrisme
anger, colère
angiectasis, angiectasie
angiitis, angéite
angina pectoris, angine de poitrine
angiocardiogram, angiocardiogramme
angiocardiography, angiocardiographie
angiogram, angiogramme
angiography, angiographie
angioma, angiome
angiomatosis, angiomatose
angioneurotic, angioneurotique
– **edema**, œdème de Quincke
angioplasty, angioplastie
angiosarcoma, angiosarcome
angiospasm, angiospasme
angiotensin, angiotensine
angor, angine de poitrine
anguish, angoisse
anhidrosis, anhidrose
anhidrotic, anhidrotique
anhydrous, anhydre
anion, anion
aniseikonia, aniséiconie
anisochromatopsia, anisochromatopsie
anisocoria, anisocorie
anisocytosis, anisocytose
anisomelia, anisomélie
anisometropia, anisométropie
ankle, cheville
– **bone**, astragale

– **clonus**, clonus du pied
– **jerk**, réflexe achilléen
– **joint**, articulation tibio-astragalienne
ankyloblepharon, ankyloblépharon
ankyloglossia, ankyloglossie
ankylosing spondylitis, spondylarthrite ankylosante
ankylosis, ankylose, blocage articulaire
ankylostomiasis, ankylostomiase
annular, annulaire
anode, anode
anodyne, antalgique
anomalous, anormal
anomia, anomie
anonychia, anonychie
anoperineal, anopérinéal
anorchous, anorchide
anorectal, anorectal
anorexia, anorexie
– **nervosa**, anorexie mentale
anosmia, anosmie
anovulation, anovulation
anovulatory cycle, cycle anovulatoire
anoxemia, anoxémie
anoxia, anoxie
answer, réponse
ant, fourmi
antacid, antiacide
antagonist, antagoniste
antemortem, avant la mort
antenatal, prénatal
anterior, antérieur
– **root**, racine antérieure
anterograde, antérograde
anteroinferior, antéroinférieur
anterointernal, antérointerne
anterolateral, antérolatéral
anteromedian, antéromédian
anteroposterior, antéropostérieur
anterosuperior, antérosupérieur
anteversion, antéversion

anthelmintic, anthelminthique, vermifuge
anthracosis, anthracose
anthrax, charbon
anthropoid, anthropoïde
anthropology, anthropologie
antibiotic, antibiotique
antibody, anticorps
anticholinergic, anticholinergique
anticholinesterase, anticholinestérase
anticoagulant, anticoagulant
anticodon, anticodon
anticonvulsant, anticonvulsivant
antidepressant, antidépresseur
antidiuretic hormone (ADH), hormone antidiurétique (HAD)
antidote, antidote
antigen, antigène
antigenic determinant, déterminant antigénique
antiglobulin test, test de Coombs
antihemophilic factor, facteur antihémophilique
antihistaminic, antihistaminique
antilymphocyte, antilymphocytaire
 – **globulin**, globuline antilymphocytaire
 – **serum**, sérum antilymphocytaire
antimalarial, antipaludique
antimetabolite, antimétabolite
antimigraine, antimigraineux
antimitotic, antimitotique
antimycotic, antifungique
antinuclear factor, facteur antinucléaire
antiperistalsis, antipéristaltisme
antiphlogistic, antiphlogistique
antipruritic, antiprurigineux
antipyretic, antipyrétique
antirachitic factor, facteur antirachitique, vitamine D
antiscorbutic, antiscorbutique, vitamine C

antiseptic, antiseptique
antiserum, antisérum
antispasmodic, antispasmodique
antithrombin, antithrombine
antithyroid, antithyroïdien
antitoxin, antitoxine
antivenin, antivenin
antrotomy, antrotomie
antrum, antre, sinus
anuria, anurie
anus, anus
anxiety, anxiété
 – **neurosis**, névrose d'angoisse
anxious, anxieux
aorta, aorte
aortic, aortique
 – **insufficiency**, insuffisance aortique
 – **stenosis**, rétrécissement aortique
 – **valve**, valve aortique
aortitis, aortite
apathy, apathie
apart, séparé
aperient, laxatif
aperistalsis, apéristaltisme
aperture, orifice
apex, sommet
 – **beat**, choc de pointe
 – **of heart**, pointe du cœur
Apgar's score, cotation d'Apgar
aphagia, aphagie
aphakia, aphakie
aphasia, aphasie
aphid, puceron
aphonia, aphonie
aphrodisiac, aphrodisiaque
aphta, aphte
aphtous stomatitis, aphte buccal, muguet, stomatite aphteuse
apicectomy, excision de la pointe de la racine d'une dent
aplasia, aplasie
aplastic anemia, anémie aplasique
apnea, apnée

apocrine gland, glande apocrine
aponeurosis, aponévrose
apophysis, apophyse
apoplexy, apoplexie
apparatus, appareil
appearence, apparition, aspect
appendicectomy, appendicectomie
appendicitis, appendicite
appendix, appendice
apperception, aperception
appetite suppressant, anorexigène
appliance, appareil
applicant, candidat
application, application, demande,
  demande de canditature
applicator, applicateur
appointment, rendez-vous
appraisal, évaluation
apprehension, perception,
  compréhension
approach, abord, conduite à tenir
approval, accord, agrément
apraxia, apraxie
apron, tablier
apt, apte
aptitude, aptitude
aptyalism, aptyalisme
apyrexia, apyrexie
aqueduct, aqueduc
aqueous, aqueux
  – **humor**, humeur aqueuse
arachnodactyly, arachnodactylie
arachnoid, arachnoïde
arbor vitae, arbre de vie
arborization, arborisation
arbovirus, arbovirus
ARC (AIDS related complex),
  complexe apparenté au SIDA
arch, arcade, voûte
arcuate nucleus, noyau arqué
arcus, arc, arcade
area, aire, champ, région
areola, aréole

areolar tissue, tissu conjonctif
  lâche
argininosuccinuria, argininosuccinurie
argue, discuter
argyria, argyrie
arm, bras
  – **chair**, fauteuil
  – **pit**, aisselle
around, approximativement
arousal, microéveil
  – **reaction**, réaction d'éveil
  – **response**, réaction d'arrêt
arrangement, disposition
array, disposition, répartition
arrest, arrêt
arrhenoblastoma, arrhénoblastome
arrhythmia, arythmie
artefact, artefact
arterial, artériel
arteriectomy, artériectomie
arteriography, artériographie
arteriole, artériole
arteriopathy, artériopathie
arterioplasty, artérioplastie
arteriosclerosis, artériosclérose
arteriotomy, artériotomie
arteriovenous aneurysm, ané-
  visme artério-veineux
arteritis, artérite
artery, artère
arthralgia, arthralgie
arthrectomy, arthrectomie, synovectomie
arthritis, arthrite
arthroclasia, fracture d'une ankylose
arthrodesis, arthrodèse
arthrodynia, arthrodynie
arthrography, arthrographie
arthropathy, arthropathie
arthroplasty, arthroplastie
arthroscope, arthroscope
arthroscopy, arthroscopie
arthrotomy, arthrotomie

articular, articulaire
artificial, artificiel
arytenoid, aryténoïde
asbestos, amiante
asbestosis, asbestose
ascaricide, ascaricide
ascaridiasis, ascaridiase
ascaris, ascaris
ascending colon, côlon ascendant
ascertain, déterminer
ascites, ascite
ascitic fluid, ascite
ascorbic acid, acide ascorbique
ascribe, imputer
asepsis, asepsie
aseptic, aseptique
asexual, asexué
asleep, endormi
aspermia, aspermie
asphyxia, asphyxie
aspiration, aspiration
aspirator, aspirateur
aspirin, aspirine
assay, détermination, dosage
assessment, évaluation, bilan
assignment, attribution
assistance, aide, assistance
assisted ventilation, ventilation assistée
assume, supposer
assumption, hypothèse
asteatosis, astéatose
astereognosis, astéréognosie
asthenia, asthénie
asthenopia, asthénopie
asthma, asthme
astigmatism, astigmatisme
astringent, astringent
astrocytoma, astrocytome
astroglia, astroglie
asymmetry, asymétrie
asymptomatic, asymptomatique
asynclitism, asynclitisme
at any rate, en tout cas
atavism, atavisme
ataxia, ataxie

atelectasis, atélectasie
atherogenic, athérogène
atheroma, athérome
atherosclerosis, athérosclérose
athetosis, athétose
athlete's foot, pied d'athlète
atlas, atlas
atmosphere, atmosphère
atomizer, atomiseur
atony, atonie
atresia, atrésie
atrial, auriculaire
  – natriuretic factor, facteur natriurétique auriculaire
  – septal defect, communication interauriculaire
atrioventricular, auriculo-ventriculaire
  – block, bloc auriculo-ventriculaire
  – bundle, faisceau de His
atrium, oreillette
atrophic, atrophique
atrophy, atrophie
atropine, atropine
attachment, pièce jointe
attack, accès, crise
attempt, essai
attending physician, médecin traitant
atypical, atypique
audiogram, audiogramme
audiologist, audiologiste
audiometer, audiomètre
audiometry, audiométrie
auditory, auditif
aura, aura
aural, auditif, auriculaire
auricle, auricule, pavillon de l'oreille
auricular, auriculaire
auriculotemporal, auriculo-temporal
auriculoventricular bundle, faisceau de His
auriscope, otoscope

auscultation, auscultation
autism, autisme
autistic, autiste
autoagglutination, auto-agglutination
autoantibody, auto-anticorps
autoantigen, auto-antigène
autocatalytic, autocatalytique
autoclave, autoclave
autodigestion, autodigestion
autoeroticism, autoérotisme, masturbation
autogenous, autogène
autograft, autogreffe
autohypnose, autohypnose
autoimmune disease, maladie auto-immune
autoimmunity, auto-immunité
autoimmunization, auto-immunisation
autoinfection, auto-infection
autointoxication, auto-intoxication
autolysis, autolyse
automatism, automatisme
autonomic nervous system, système nerveux autonome
autoplasty, autoplastie
autopsy, autopsie
autoradiography, autoradio-graphie

autosomal, autosomique
autosuggestion, autosuggestion
autotransfusion, autotransfusion
availability, disponibilité
available, disponible
avascular, avasculaire
average, moyenne
averaging computer, moyenneur
aversion therapy, cure de dégoût
avian, aviaire
avirulent, avirulent
avitaminosis, avitaminose
avoidable, évitable
avoidance, évitement
awakening, réveil
award, attribution
aware, au courant de
awareness, prise de conscience, vécu, vigilance
away from, éloigné de
awkward, maladroit
axilla, aisselle
axillary, axillaire
axis, axe
axon, axone
axonotmesis, axonotmésis
azoospermia, azoospermie
azotemia, azotémie
azoturia, azoturie

B

baby-scale, pèse-bébé
bachelor, célibataire
bacillary, bacillaire
bacilluria, bacillurie
bacillus, bacille
back, dos
 – up, sauvegarde
backache, dorsalgie
backbone, colonne vertébrale
backflow, reflux
background, antécédents, fond
back-rest, dossier
backwards, en arrière
bacteria, bactéries
bacterial, bactérien
bactericidal, bactéricide
bacteriemia, bactériémie
bacteriology, bactériologie
bacteriolytic, bactériolytique
bacteriophage, bactériophage
bacteriostatic, bactériostatique
bacterium, bactérie
bacteriuria, bactériurie
bag, sac
 – of waters, poche des eaux
bagassosis, bagassose
balance, bilan, équilibre
balanitis, balanite
bald, chauve
baldness, alopécie, calvitie
ballooning, ballonnement
balooning posterior leaflet syndrome, ballonnement de la valve mitrale
ballottement, ballottement
balm, baume
balneology, thermalisme

balsam, baume
ban, interdiction
band, bande, bandelette
 – width, bande passante
bandage, bandage
banding, cerclage
bank note, billet de banque
bar, bar, barre
Barbados leg, éléphantiasis
barber's itch, sycosis trichophytique
barco, projecteur
bare, nu
barely, à peine
barium enema, lavement baryté, repas baryté
baroreceptor, barorécepteur
barrel, tonneau
barrier, barrière
bartholinitis, bartholinite
basal, basal
 – ganglia, noyaux gris centraux
 – metabolic rate, métabolisme basal
base, base
 – line, ligne isoélectrique
basement, sous-sol
basic, basique, fondamental
 – life support, assistance cardiorespiratoire
basilar, basilaire
basilic vein, veine basilique
basin, bassin, cuvette
basis, base, fondement
basophil, basophile
basophilic, basophile
bath, bain
battered baby syndrome, syndrome de Silverman
battery, pile électrique
bead, goutte, grain, perle
beak, bec
beaked osteophyte, bec de perroquet
beam, faisceau
bear, porter, donner naissance

bearing down, efforts expulsifs
beat, battement, pulsation
bed, lit
bedbug, punaise de lit
bedclothes, literie
bedpad, alèse
bedpan, bassin de lit
bedrest, alitement
bedridden, grabataire
bedsore, escarre de décubitus
bed time, heure du coucher
bedwetting, énurésie, incontinence nocturne
bee sting, piqûre d'abeille
beforehand, au préalable
behavior, comportement
 – disorder, trouble du comportement
behaviorism, behaviorisme, comportementalisme
belching, éructation
belly, ventre
belong, appartenir
below, dessous
 – the mean, inférieur à la moyenne
belt, ceinture
bend, courbe
bends, maladie des caissons
benign, bénin
berylliosis, bérylliose
best, meilleur
bestiality, bestialité
beta, bêta
 – blocker, bêta-bloquant
beware, prendre garde à
bewilderment, désorientation
beyond, au-delà
bezoar, bézoard
biceps, biceps
 – reflex, réflexe bicipital
bicornuate, bicorne
bicuspid, bicuspide
 – valve, valve mitrale
bifid, bifide

bifocal spectacles, lunettes correctrices bifocales
bifurcate, bifurqué
 – ligament, ligament de Chopart
bigeminal pulse, pouls bigéminé
bilateral, bilatéral
bile, bile
 – duct, canal biliaire
 – pigment, pigment biliaire
 – salts, sels biliaires
Bilharzia, Schistosoma
biliary, biliaire
bilious, bilieux
bilirubine, bilirubine
biliverdine, biliverdine
biluria, biliurie
bimanual, bimanuel
binary fission, scissiparité
binaural, biauriculaire
binding, fixation, liaison
binocular, binoculaire
binovular, biovulé
bioavailability, biodisponibilité
biochemistry, biochimie
bioessay, dosage, essai biologique
biofeedback, rétroaction
biogenesis, biogenèse
biology, biologie
biometry, biométrie
biophysics, biophysique
biopsy, biopsie
biosynthesis, biosynthèse
biotin, biotine
bipolar lead, dérivation bipolaire ou périphérique
birth, naissance
 – control, limitation des naissances
 – rate, taux de natalité
bisexual, bisexué
bistoury, bistouri
bit, morceau
bite, morsure, piqûre
bitemporal hemianpsia, hémianopsie bitemporale

bitter, amer
black, noir
  – **out**, voile noir
  – **fly**, simulie
  – **stools**, selles noires
blackhead, comédon
blackwater fever, fièvre bileuse hémoglobinurique
bladder, vésicule, vessie
blade, lame
bland, bénin, doux, stérile
blank, trou de mémoire
blast, souffle
  – **cell**, blastocyte
  – **injury**, lésion par souffle
blastomycosis, blastomycose
bleach, décolorant
bleaching water, eau de Javel
bleeder, hémophile
bleeding, hémorragie
  – **time**, temps de saignement
blend, mélange
blennorrhea, blennorrhée
blepharitis, blépharite
blepharospasm, blépharospasme
blind, aveugle
  – **loop syndrome**, syndrome de l'anse borgne
  – **spot**, tache aveugle
  – **test**, méthode à l'insu
blindly, en aveugle
blindness, cécité
blinking, clignement, clignotement
blister, ampoule, cloque, vésicule
block, bloc, blocage
blockade, blocage
blocking antibody, anticorps bloquant
blood, sang
  – **alcohol level**, alcoolémie
  – **bank**, banque de sang
  – **brain barrier**, barrière hématoméningée
  – **cast**, cylindre hématique
  – **cell**, globule

  – **cells count**, numération formule sanguine
  – **clot**, caillot sanguin
  – **disease**, hémopathie
  – **flow**, débit sanguin
  – **gas assay**, gazométrie artérielle
  – **glucose level**, glycémie
  – **grouping**, groupage sanguin
  – **letting**, saignée
  – **pressure**, pression artérielle
  – **sedimentation rate**, vitesse de sédimentation
  – **stream**, circulation sanguine
  – **type**, groupe sanguin
  – **urea**, urémie
  – **volume**, volémie, volume sanguin
blot, tache
blow one's nose, moucher (se)
blue line, ligne bleue gingivale
  – **sclera**, sclérotique bleue
blunt, contondant, émoussé
blurred vision, vision trouble
blurt out, lâcher
blush, rougir
board, carte, tableau
body, corps, corpuscule, organisme
  – **image**, schéma coporel
  – **surface**, surface corporelle
  – **weight**, poids corporel
boil, clou, furoncle
boiling, ébullition
boisterousness, turbulence
bolus, bol
bond, liaison, pont
bone, os
  – **age**, âge osseux
  – **graft**, greffe osseuse
  – **marrow**, moelle osseuse
  – **marrow aplasia**, aplasye médullaire
  – **marrow puncture**, prélèvement de moelle osseuse
  – **setter**, rebouteux

boost, accélérer
booster dose, injection de rappel
border, bord, bordure
borderline, limite
bore, ennui
born, né
borne, transmis
boss, bosse
bottle, biberon, bouteille
  – fed, nourri au biberon
bottom, fond, derrière
botulism, botulisme
bougie, bougie
bougienage, dilatation par bougies
bound, lié
bout, accès, poussée
bowel, intestin
  – disorder, trouble intestinal
bowleg, genu varum, jambe arquée
bra, soutien-gorge
brace, appareil orthopédique, attelle
brachial, brachial
  – artery, artère brachiale
  – neuralgia, névralgie brachiale
  – plexus, plexus brachial
brachium, bras
  – cerebelli, pédoncule cerebelleux
brachycephaly, brachycéphalie
bracing, contention
brackets, in, entre parenthèses
bradycardia, bradycardie
bradykinin, bradykinine
brain, cerveau, encéphale
  – death, coma dépassé, mort cérébrale
  – stem, tronc cérébral
branch, branche
branchial, branchial
brass, laiton
breadth, largeur
break, cassure, fracture
breakdown, décomposition, rupture

  – nervous-, dépression nerveuse
breast, poitrine, sein, thorax
  – feeding, allaitement
breath, haleine, respiration
  – analyser test, alcootest
  – holding spell, spasme du sanglot
  – of life, souffle de vie
  – sound, murmure vésiculaire
breathing, respiration, ventilation
  – rate, fréquence respiratoire
breathlessness, dyspnée
breech, siège
breed, engendrer, procréer
bregma, bregma
bright, brillant
brillancy amplifier, amplificateur de brillance
bring, apporter
brisk, animé, vif
brittle bones, os cassants
broad ligament of uterus, ligament large de l'utérus
broadcast, diffusion
broken, cassé
bromidrosis, bromhidrose
bromism, bromisme
bronchial, bronchique
  – breathing, souffle tubaire
  – carcinoma, cancer bronchique
  – tube, bronche
bronchiectasis, bronchectasie
bronchiole, bronchiole
bronchiolitis, bronchiolite
bronchitis, bronchite
bronchogenic, bronchogénique
bronchography, bronchographie
broncholith, broncholithe
bronchopneumonia, bronchopneumonie
bronchoscope, bronchoscope
bronchoscopy, bronchoscopie
bronchospasm, bronchospasme
bronchus, bronche

bronzed disease, maladie d'Addison
broom, balai
broth, bouillon
brow, front, sourcil
 – **presentation**, présentation frontale
brown, brun
brucellosis, brucellose
bruise, contusion, ecchymose
bruit, bruit, souffle
brush, brosse, pinceau
bubble, bulle
bubo, bubon
bubonic plague, peste bubonique
buccal, buccal
buccinator, buccinateur
bucket, seau
buckle, boucle
bud, bourgeon
buffer, tampon
bug, défaut, hémiptère, punaise
building, bâtiment
bulb, bulbe
bulbar palsy, paralysie bulbaire
bulging, bombement
bulimia, boulimie

bulk, cellulose, volume
bulky, abondant
bulla, bulle, vésicule
bump, bosse, choc, coup
bundle, faisceau
 – **branch block**, bloc de branche
bunion, oignon
burn, brûlure
 – **up**, épuisement
burr, fraise
 – **hole**, trou de trépanation
bursa, bourse
bursitis, bursite
burst, bouffée, éclater
bury, enterrer
bush, buisson
bust, poitrine
buttock, fesse
button, bouton
buttonhole, boutonnière
buzzing in the ears, bourdonnement d'oreilles
bypass, dérivation, court-circuit, pontage
byssinosis, byssinose

C

cachet, cachet
cachexia, cachexie
cadaver, cadavre
caduca, caduque
caduceus, caducée
caesarian section, césarienne
caffeine, caféine
caisson disease, maladie des caissons
calabarine, ésérine
calcaneal spur, épine calcanéenne
calcaneus, calcanéum
calcareous, calcaire
calcemia, calcémie
calciferol, calciférol, vitamine D
calcification, calcification
calcitonin, calcitonine
calcium, calcium
 – chanel blocker, inhibiteur calcique
calculus, calcul
calendar, calendrier
calf, mollet
 – bone, péroné
calibrate, calibrer
calibration, étalonnage
calipers, compas à calibrer
call for, demander
callosity, callosité
callus, cal
calmative, sédatif
calor, chaleur
calorie, calorie
calorific, calorigène
calorimeter, calorimètre

calvaria, calotte crânienne, voûte crânienne
calyx, calice
canal, canal, conduit
canaliculus, canalicule
cancel, annuler
cancellous bone, os spongieux
cancellus, réseau
cancer, cancer
cancerophobia, cancérophobie
cancroid, cancroïde
cancrum oris, noma, stomatite gangréneuse
candle, bougie
canine teeth, canine
canister, absorbeur
canker, ulcération
cannabis, haschisch
canned food, conserve
cannula, canule
cantering rhythm, rythme de galop
cap, calotte, capuchon, coiffe
capacity, capacité
capillary, capillaire
 – fragility test, signe du lacet
 – nevus, angiome plan
capitate, capité
 – bone, grand os du carpe
capsule, capsule
capsulitis, capsulite
capsulotomy, capsulotomie
caput, chef, tête
 – succedaneum, bosse sérosanguine
carbohydrate, glucide, hydrate de carbone
carbon dioxide gas (CO_2), gaz carbonique (CO_2), anhydride carbonique
 – monoxide poisoning, intoxication par le monoxyde de carbone
carboxyhemoglobin, carboxyhémoglobine
carbuncle, anthrax, furoncle

carcinogenic, carcinogène
carcinoid, carcinoïde
carcinoma, cancer, carcinome
carcinomatosis, carcinomatose
cardia, cardia, cœur
cardiac, cardiaque
 – failure, insuffisance cardiaque
 – output, débit cardiaque
 – standstill, arrêt cardiaque
cardiograph, cardiographe
cardiology, cardiologie
cardiomyopathy, cardiomyopathie
cardiopathy, cardiopathie
cardiospasm, cardiospasme
cardiovascular, cardiovasculaire
carditis, cardite
care, soin
 – home-, soins à domicile
 – intensive-, réanimation
careless mistake, faute d'inatten-
 tion
carer, soignant
caries, carie
carina, carène
carneous, carné, charnu
carotene, carotène
carotid, carotide
 – body, glomus carotidien
 – bruit, souffle carotidien
 – sinus syncope, syncope par
 hyperexcitabilité du sinus carotidien
carpal tunnel syndrome, syndrome du canal carpien
carpometacarpal, carpométacarpien
carpopedal spasm, spasme carpopédal
carpus, carpe
carriage, portage
carried out, réalisé
carrier, porteur
cartridge, cartouche
caruncle, caroncule
case, cas

 – history, antécédents
 – finding, dépistage
 – report, cas publié
 – taking, observation
casein, caséine
Casoni's test, intradermo-réaction
 de Casoni
cassava, manioc
cast, cylindre, moule, plâtre
casting tape, bande plâtrée
castor bean, ricin
castration, castration
casual, fortuit
casualty, accidenté, blessé, victime
 – department, service des
 urgences
casuistics, casuistique, statistiques
cat scratch fever, lymphoréticulose bénigne d'inoculation
catabolism, catabolisme
catalepsy, catalepsie
catalyst, catalyseur
cataphoresis, cataphorèse
cataplexy, cataplexie
cataract, cataracte
catarrh, catarrhe
catatonia, catatonie
catch a cold, s'enrhumer
catch-up sleep, sommeil à rattraper
catharsis, catharsis
cathartic, cathartique
catheter, cathéter, sonde
catheterism, cathétérisme
cation exchange resin, résine
 échangeuse de cations
cauda equina, queue de cheval
caudal analgesia, analgésie sacrée
caudate, caudé
caul, coiffe
causative, causal
cause for concern, motif de préoccupation
caustic, caustique
cautery, cautère
caution, prudence

cautious, prudent
cavernous, caverneux
  – nevus, angiome caverneux
  – sinus, sinus caverneux
cavitation, caverne
cavity, cavité
cecum, cæcum
celiac, cœliaque
celioscopy, cœlioscopie
cell, cellule, élément
  – body, corps cellulaire
  – membrane, membrane cellulaire
  – phone, téléphone portable
  – wall, paroi cellulaire
cellulitis, cellulite
cellulose, cellulose
center, centre
centigrade, centigrade
centimetre (cm), centimètre (cm)
central nervous system (CNS), système nerveux central (SNC)
centrifugal nerve fibre, fibre nerveuse centrifuge
centrifuge, centrifugeuse
centripetal, centripète
centromere, centromère
centrum, centre
cephalic, céphalique
cephalocele, céphalocèle
cephalometry, céphalométrie
cercaria, cercaire
cerebellum, cervelet
cerebral, cérébral
  – palsy, infirmité motrice cérébrale
cerebration, cérébration, pensée
cerebrospinal fluid (CSF), liquide céphalorachidien (LCR)
cerebrovascular accident, accident vasculaire cérébral
cerebrum, cerveau
cerumen, cérumen
cervical, cervical
  – pleura, dôme pleural
cervicectomy, cervicectomie

cervicitis, cervicite
cervix uteri, col de l'utérus
cestode, cestode
chain, chaîne
chair, chaise
challenge, défi
chamber, cavité, chambre
chance, hasard
chancre, chancre
chancroid, chancroïde
change, modification, remaniement
channel, canal
chap, gerçure
charge, charge, prix
  – woman, femme de ménage
charity, organisme humanitaire
chart, graphique, schéma
cheap, bon marché
check, vérification
  – for, vérifier
  – up, bilan, examen de routine
cheek, joue
  – bone, os malaire
cheilitis, chéilite
cheiloplasty, chéiloplastie
chelating agent, chélateur
chemistry, chimie
  – cupboard, armoire à pharmacie
chemoreceptor, chémorécepteur, chimiorécepteur
chemosis, chémosis
chemotaxis, chimiotactisme
chemotherapy, chimiothérapie
chemotropism, chimiotropisme
chest, poitrine, thorax
  – film, cliché thoracique
  – wall, paroi thoracique
chew, mâcher
chiasma, chiasma
chickenpox, varicelle
chigger, aoûtât
chilblain, engelure
child, enfant
childbirth, accouchement

childhood, enfance

chill, frisson

chimera, chimère

chin, menton

chip, puce

chiropodist, pédicure

chiropractic, chiropraxie

chiropractor, chiropracteur

chlamydiosis, chlamydiase

chloasma, chloasma
  – gravidarum, masque de grossesse

chloride, chlorure

chloroform, chloroforme

chloroma, chlorome

choanae, choanes

choice, choix

choke, s'étrangler

cholagogue, cholagogue

cholangiogram, cholangiogramme

cholangitis, angiocholite

cholecystectomy, cholécystectomie

cholecystenterostomy, cholécystenstérostomie

cholecystitis, cholécystite

cholecystography, cholécystographie

cholecystolithiasis, cholécystolithiase

cholecystostomy, cholécystostomie

choledocholithotomy, cholédocholithotomie

choledochotomy, cholédochotomie

cholelithiasis, cholélithiase

cholemia, cholémie

cholera, choléra

cholesteatoma, cholestéatome

cholesterol, cholestérol

cholinergic, cholinergique

cholinesterase, cholinestérase

choluria, cholurie

chondralgia, chondrodynie

chondriome, chondriome

chondritis, chondrite

chondroma, chondrome

chondromalacia, chondromalacie

chondrosarcoma, chondrosarcome

choose, choisir

chorda, chorde, cordon

chordee, chordée

chorditis, chordite

chorea, chorée

chores, travaux ménagers

chorion, chorion

chorionic villus, villosité chorionique

choroid, choroïde

choroiditis, choroïdite

choroidocyclitis, choroïdocyclite

christian name, prénom

chromatin, chromatine

chromatography, chromatographie

chromophobe adenoma, adénome chromophobe

chromosome, chromosome

chronic, chronique

chyle, chyle

chylomicron, chylomicron

chylous, chyleux, chylifère

chyme, chyme

cicatricial, cicatriciel

cicatrix, cicatrice

cilia, cil

ciliary body, corps ciliaire

ciliated epithelium, épithélium cilié

cinchonism, quinquinisme

circa, autour

circadian, circadien
  – rhythm, rythme circadien

circinate, circiné

circulation, circulation

circumcision, circoncision

circumflex nerve, nerf circonflexe

circumscribed, circonscrit

cirrhosis, cirrhose

cirsoid, cirsoïde
cistern, citerne
cisternal puncture, ponction cisternale
citric acide cycle, cycle de Krebs,
cycle de l'acide citrique
claim, réclamer
clamp, clamp, pince
clap, claquement, chaude-pisse
clapping, percussion thoracique
clasp, agrafe
 – **knife reflex**, réflexe du canif
class, classe
claudication, claudication
claustrophobia, claustrophobie
clavicle, clavicule
clavus, clou, cor, tubercule
clawhand, main en griffe
clean, propre
cleaning, détersion
clear, clair, évident, nettoyer
 – **cut**, précis
clearance, clairance, clearance
cleavage, clivage, segmentation
cleft, fente
 – **palate**, fente palatine
cleidocranial dysostosis, dysostose cléido-crânienne
cleidotomy, cléidotomie
clever, intelligent
click, claquement, clic, cliquer avec
la souris
climateric, climatère, ménopause
climax, orgasme
climbing fiber, fibre grimpante
cling, accrocher
clinic, clinique
clinical, clinique
 – **file**, dossier clinique
 – **pattern**, tableau clinique
 – **signs**, signes cliniques
 – **trial**, essai clinique
clinician, clinicien
clip, agrafe, pince
clitoris, clitoris
clock, horloge

clockwise, dans le sens des
aiguilles d'une montre
clogged, obstrué
clonic, clonique
close, proche
closed, fermé
clot, caillot
cloth, vêtement
clotting, coagulation
clubbing, hippocratisme
clubfoot, pied-bot
clue, indice
clumping, agglutination
clumsy, maladroit
cluster, amas, série
 – **headache**, algie vasculaire de
la face
cnemial, tibial
coagulation, coagulation
coarctation, coarctation
coat, couche, revêtement
cobalt, cobalt
cocaine, cocaïne
 – **addiction**, cocaïnomanie
coccus, coccus
coccydynia, coccygodynie
coccyx, coccyx
cochlea, cochlée
cock-up splint, attelle pour dorsiflexion du poignet
cod, morue
code, code
codeine, codéine
coding, codage
codominance, codominance
codon, codon
coenzyme, coenzyme
cofactor, cofacteur
cognition, connaissance
cognitive disorders, troubles
cognitifs
cog wheel, roue dentée
coil, serpentin, stérilet
coitus, coït
cold, froid, rhume
 – **sore**, bouton de fièvre

colectomy, colectomie
colic, colique
coliform, coliforme
colitis, colite
collagen, collagène
collapse, collapsus
collarbone, clavicule
collate, recueillir
collateral, collatéral
collection, collection, prélèvement
colloboma, collobome
collodion, collodion
colloid, colloïde
colon, côlon
colony, colonie
colostomy, colostomie
colostrum, colostrum
colotomy, colotomie
colour, couleur
   – blindness, daltonisme
   – chart, échelle colorimétrique
colpitis, colpite, vaginite
colpocele, colpocèle
colporrhaphy, colporraphie
colposcope, colposcope
colposcopy, colposcopie
colpotomy, colpotomie
column, colonne
coma, coma
comatose, comateux
comb, peigne
combination, association
comedones, comédons
comfort, confort
command, consigne
commensal, commensal
comment, commentaire
commissura, commissure
commissural syndrome, syndrome de deconnection intrahémisphérique
commitment, placement
common, commun
communicable disease, maladie transmissible
communication, communication

community, in the, en ville
community use, utilisation en ambulatoire
compact, concis
compartment, compartiment, espace
compass, boussole, compas
compatibility, compatibilité
compendium, recueil
compensation, compensation
compensatory hypertrophy, hypertrophie compensatrice
complaint, plainte
complement, complément
   – fixation test, test de fixation du complément
complete, complet, entier
   – blood count, numération formule sanguine
complex, complexe
compliance, compliance, conformité, observance
complicated, compliqué
complication, complication
comply, accepter
component, composant
compound, composé
   – fracture, fracture ouverte
comprehension, compréhension
comprehensive, complet
compress, compresse
compression, compression
compulsory, obligatoire
computer, ordinateur
computerized, assisté par ordinateur
   – axial tomography, tomodensitométrie
concavity, concavité
concentrate, concentré
concentration, concentration
concentric, concentrique
conception, conception
concha auris, conque
concretion, calcul, concrétion
concussed, commotionné

concussion, commotion, ébranlement, secousse, traumatisme crânien
condensation, condensation
condenser, condensateur
condition, état, affection
conditioned reflex, réflexe conditionné
conditioning, conditionnement
condom, condom, préservatif
conductance, conductance
conduction, conduction
conductor, conducteur
condyle, condyle
condyloma, condylome
cone, cône
confabulation, confabulation
confidence, confiance
  – interval, intervalle de confiance
confinement, alitement, internement
confirmed, avéré
conflict, conflit
conflicting, contradictoire
confusion, confusion
congenital, congénital
  – heart disease, cardiopathie congénitale
congestion, congestion
congestive heart failure, insuffisance cardiaque congestive
congress, congrès
conization, conisation
conjugate, conjugué
  – diameter, diamètre promonto-rétropubien
conjunctiva, conjonctive
conjunctivitis, conjonctivite
connection, rapport, relation
connective, conjonctif
  – tissue disorders, maladie systémique
consanguinity, consanguinité
conscious, conscient

consciousness loss, perte de connaissance
conservative, conservateur
consistent, compatible, constant, logique
consolidation, consolidation
constant, constante
constipation, constipation
constitutional, constitutionnel
constriction, constriction, étranglement
consumption, consommation, tuberculose
contact, contact, contage
  – lens, lentille de contact
contagious, contagieux
container, récipient
contaminated, contaminé
content, contenu, teneur
contraception, contraception
contraceptive, anticonceptionnel, préservatif
  – pills, contraceptifs oraux
contraction, contraction
contracture, contracture
contraindication, contre-indication
contralateral, controlatéral
control, contrôle, régulation, témoin
controlled, équilibré
contusion, contusion
convalescence, convalescence
convection, convection
convenient, adapté, pratique
convergence, convergence
conversion, conversion
convex, convexe
convolution, circonvolution
convulsion, convulsion
cool, frais
cooling, refroidissement
cope, faire face
copper, cuivre
copulation, copulation
copy, copier

cor pulmonale, cœur pulmonaire
coracoid, coracoïde
cord, corde, cordon
   – compression, compression
   médullaire
core, noyau, partie centrale
   – of boil, bourbillon
corn, cor, durillon
cornea, cornée
corneal, cornéen
corona dentis, couronne de dent
coronal suture, suture coronale
coronary vessel, vaisseau coronaire
coroner, coroner
coronoid, coronoïde
corpse, cadavre
corpulence, corpulency, corpulence, obésité
corpus, corps
   – callosum, corps calleux
   – ciliare, corps ciliaire
   – luteum, corps jaune
corpuscle, corpuscule
corrective, correctif
corrosive, corrosif
cortex, cortex
cortical, cortical
corticosteroid, corticostéroïde
corticotrophic, corticotrope
cortisol, cortisol
cortisone, cortisone
coryza, coryza
cosmetic, cosmétique
costal, costal
cost-effectiveness ratio, rapport
   coût-efficacité
costochondritis, costochondrite
costoclavicular syndrome, syndrome du défilé costoclaviculaire
cot death, mort subite du nourrisson
cotton wool, ouate
cotyledon, cotylédon
couch, canapé
cough, toux

cough-relieving, antitussif
coughing fit, quinte de toux
counseling, consultation
count, compte, numération
counter, compteur
   – irritation, révulsion
counting, comptage
coupling, couplage
course, cours, évolution, ligne de
   conduite, traitement, trajet
coverage, couverture
cow's milk, lait de vache
coxa, hanche
coxalgia, coxalgie
crab louse, morpion, pou du pubis
crack, félure
cracked lip, lèvre gercée
cradle, arceau, berceau
cramp, crampe
cranial, crânien
cranioclast, cranioclaste
craniometry, craniométrie
craniopharyngioma, craniopharyngiome
craniostenosis, craniosténose
craniosynostosis, craniosynostose
craniotabes, craniotabès
craniotomy, craniotomie
cranium, crâne
crasis, crase
craving, désir obsédant
cream, crème
creatine, créatine
creatinine, créatinine
creep, ramper
creeping disease, myiase rampante cutanée, larva migrans
crenotherapy, cure thermale
crepitus, crépitation
crescent, croissant
crest, crête
cretinism, crétinisme
crevice, crevasse
cribriform, criblé
cricoid, cricoïde

cripple, infirme, paralysé
crippling disease, maladie invalidante
crisis, crise
critical, critique
crossed laterality, latéralité croisée
cross-eye, strabisme convergent
cross-infection, contagion secondaire, infection surajoutée
cross-link, formation de ponts
cross-matching, épreuve de compatibilité sanguine
cross-over, croisement
cross-resistance, résistance croisée
crossing over, entrecroisement
croup, croup
crown, couronne
crucial, crucial
cruciform, cruciforme
crude, brut, grossier
crural, crural
crus, jambe, pédoncule
crush syndrome, syndrome d'écrasement
crust, croûte
crutch paralysis, paralysie des béquillards
crutches, béquilles
cry, cri, pleur
cryesthesia, cryesthésie
cryoanalgesia, cryoanalgésie
cryosurgery, cryochirurgie
cryotherapy, cryothérapie
cryptorchism, cryptorchidie
crystalloid, cristalloïde
crystalluria, cristallurie
CSF, LCR
cubicle, récipient
cubitus, coude, cubitus
cubital tunnel external compression syndrome, syndrome du canal de Guyon
cuff, manchon, brassard, poignet
cuffed tube, sonde à ballonnet

culdoscopy, culdoscopie
culprit, coupable
culture, culture
  – broth, bouillon de culture
cumulative action, effet cumulatif
cuneiform, cunéiforme
cup, coupe, tasse
cupping glass, ventouse
curare, curare
curative, curatif
cure, guérison
curettage, curetage
curette, curette
curl, boucle
curled up position, position en chien de fusil
current, actuel, courant
currently, actuellement
curve, courbe
cusp, valve
cut, coupure, couper
cutaneous, cutané
cuticle, cuticule
cutis, derme
cutting, section, tranchant
cyanocobalamin, cyanocobalamine
cyanosis, cyanose
cycle, cycle
cyclical vomiting, vomissement acétonémique
cyclitis, cyclite
cyclodialysis, cyclodialyse
cycloplegia, cycloplégie
cyclothymia, cyclothymie
cyclotomy, cyclotomie
cyst, kyste
cystadenoma, cystadénome
cystectomy, cystectomie
cystic, cystique
  – duct, canal cystique
  – fibrosis, mucoviscidose
cysticercosis, cysticercose
cystinosis, cystinose
cystinuria, cystinurie
cystitis, cystite

cystocele, cystocèle
cystography, cystographie
cystolithiasis, calcul vésical
cystometry, cystométrie
cystoscope, cystoscope
cystostomy, cystostomie
cystotomy, cystotomie
cytochrome, cytochrome
cytogenetics, cytogénétique

cytology, cytologie
cytolysis, cytolyse
cytometer, cytomètre
cytopathic, cytopathogène
cytoplasm, cytoplasme
cytotoxic, cytotoxique
cytotoxin, cytotoxine
cytotrophoblast, cytotropho-
    blaste

D

dacryoadenitis, dacryoadénite
dacryocystitis, dacryocystite
dacryocystorhinostomy, dacryo-
cystorhinostomie
dacryolith, dacryolithe
dactyl, doigt
dactylitis, dactylie
dactylology, dactylologie
daily, quotidien
daltonism, daltonisme
damage, altération, lésion
damp, humide
damping, amortissement
dandruff, pellicules
dark adaptation, adaptation à
l'obscurité
darwinism, darwinisme
data, données
 - base, banque de données
 - file, fichier de données
 - processing, traitement des
données
 - sheet, monographie
date, date, donner un rendez-vous
daughter, fille
day, jour
 - nursery, crèche
dead, mort
 - birth, mort-né
 - line, date limite
 - space, espace mort
 - volume, espace mort respiratoire
deadly, mortel
deaf, sourd
deaf-mute, sourd-muet
deafness, surdité

deamination, désamination
death, mort
death, sudden-, mort subite
debility, débilité
decade, décennie
decapitation, décollation
decapsulation, décapsulation
decay, décomposition
decerebrate, décérébré
 - rigidity, rigidité de décérébration
decibel (db), décibel (db)
decidua, caduque
deciduous teeth, dents de lait
decompensation, décompensation
decomposition, décomposition
decompression, décompression
 - sickness, maladie des caissons
deconditioning, déconditionnement
decrease, diminution
decrement, diminution
decussation, décussation
deep, profond
defecation, défécation
defect, anomalie, défaut, tare
defibrillator, défibrillateur
defibrinated, défibriné
deficiency, carence, insuffisance
 - disease, maladie de carence
deformity, déformation, diformité
degeneration, dégénérescence
deglutition, déglutition
dégradation, dégradation
dehydration, déshydratation
dehydrogenase, déshydrogénase
dejecta, excréments
dejection, mélancolie
delay, délai, retard
deletion, délétion
delirium, confusion mentale
 - tremens, delirium tremens
delivery, accouchement
deltoid, deltoïde
delusion, délire, hallucination

delusional, délirant
demanding, contraignant
demarcation, démarcation
dement, dément
dementia, démence
demography, démographie
demulcent, adoucissant, émollient
demyelinating disease, affection démyélinisante
denaturation, dénaturation
dendrite, dendrite
denervated, dénervé
dengue, dengue
density, densité
dental, dentaire
  – **calculus**, tartre dentaire
  – **decay**, carie dentaire
dentate, denté
  – **body**, olive cérébelleuse
dentin, dentine
dentist, dentiste
dentition, dentition
denture, dentier
denutrition, dénutrition
deodorant, déodorant, désodorisant
deoxidation, désoxydation
deoxyribonucleic acid (DNA), acide désoxyribonucléique (ADN)
dependable, fiable
dependance, dépendance
depersonalization, dépersonnalisation
depilatory, dépilatoire
depletion, déplétion
deposit, dépôt, précipité
depressant, dépresseur, sédatif
depressed, déprimé
depression, dépression
deprivation, carence, privation
depth, profondeur
derelict, abandonné, délaissé
derivation, dérivation
derivative, dérivé
derma, derme
dermatitis, dermatite

dermatoglyphics, dermatoglyphes
dermatography, dermatographie
dermatologist, dermatologiste
dermatology, dermatologie
dermatome, dermatome
dermatomycosis, dermatomycose
dermatomyositis, dermatomyosite
dermatophyte, dermatophyte
dermatosis, dermatose
dermis, derme
dermographia, dermographie
dermoid cyst, kyste dermoïde
descending, descendant
desensitization, désensibilisation
desiccation, dessiccation
design, schéma
desmoid, desmoïde
despite, malgré
desquamation, desquamation
detachment, décollement
detergent, détergent
deterioration, détérioration
determination, mise en évidence
detoxication, désintoxication, détoxication
detrimental, nocif
detritus, détritus
detrusor urinae, détrusor
deuteranomaly, deutéranomalie
development, développement
deviation, déviation
device, appareil, dispositif, stérilet
dexter, droit
dextran, dextran
dextrine, dextrine
dextrocardia, dextrocardie
dextrose, dextrose
dhobie itch, gale des blanchisseurs
diabetes, diabète
  – **insipidus**, diabète insipide
  – **mellitus**, diabète sucré
diabetic, diabétique
diabetogenic, diabétogène

diacetic acid, acide diacétique
diagnosis, diagnostic
diagnostic, diagnostique
diagram, graphique, organigramme, schéma
dialysis, dialyse
diameter, diamètre
diapedesis, diapédèse
diaper, couches de bébé
diaphoretic, diaphorétique
diaphragm, diaphragme
diaphragmatic hernia, hernie diaphragmatique
diaphysis, diaphyse
diarrhea, diarrhée
diarthrosis, diarthrose
diary, journal
diastase, diastase
diastole, diastole
diastolic, diastolique
diathermy, diathermie
diathesis, diathèse
dicrotic, dicrote
die, mourir
dielectric, diélectrique
diet, alimentation, régime
dietary, alimentaire
dietetics, diététique
dietetitian, diététicien
differential, différentiel
  – leucocyte count, formule leucocytaire
diffraction, diffraction
diffusion, diffusion
digestion, digestion
digit, doigt
digitalis, digitale
dilatation, dilatation
dilator, dilateur
dilution, dilution
dimercaprol (BAL), dimercaprol (BAL)
dimple, fossette
dioptre, dioptrie
dioxide, dioxyde
diphtheria, diphtérie

diplegia, diplégie
diplococcus, diplocoque
diploid, diploïde
diplopia, diplopie
dipsomania, dipsomanie
director, guide
dirty, sale
  – linen, linge sale
disability, incapacité, invalidité
disabled, infirme
disaccharide, disaccharide
disagreement, désaccord
disappearence, disparition
disarticulation, désarticulation
disc, disk, disque
  – herniated, hernie discale
discard, rejeter
discharge, décharge, écoulement, évacuation, libération
discomfort, gêne
discontinuation, arrêt
discrepancy, désaccord, divergence
discrete, discret
disease, affection, maladie
  – outcome, évolution de la maladie
dish, récipient
disinfectant, désinfectant
disinfestation, désinfestation
disjunction, disjonction
dislocation, luxation
disorder, trouble, atteinte
disorientation, désorientation
dispensation, préparation des médicaments
displacement, déplacement
display, exposition, présentation
disposable, usage unique, à
disposal, élimination
disproportion, disproportion
disruption, rupture
dissecting aneurysm, anévrisme disséquant
dissection, dissection

disseminated, disséminé

 – sclerosis, sclérose en plaques

dissociation, dissociation

dissolution, dissolution

distal, distal

distichiasis, distichiase

distillation, distillation

distress, détresse, souffrance

distribution, répartition

disturbance, perturbation, trouble

disuse, abandon, non utilisation

diuresis, diurèse

diuretic, diurétique

diurnal, diurne

diver's paralysis, maladie des caissons

diverticulitis, diverticulite

diverticulosis, diverticulose

diverticulum, diverticule

diving, plongée

divisible, sécable

division, division

dizygotic twins, jumeaux hétérozygotes

dizziness, éblouissement, vertige, étourdissement

DNA, ADN

dolor, douleur

dominant, dominant

donor, donneur

dopa reaction, dopa-réaction

dopamine, dopamine

dope, dopant

doping, dopage

dorsal, dorsal

 – root, racine dorsale

dorsiflexion, dorsiflexion

dorsum, dos

dosage, posologie

dose, dose

 – regimen, posologie

dot, point, tache

double, double

double-blind trial, essai en double aveugle

double vision, diplopie

Douglas'pouch, cul de sac de Douglas

down, vers le bas

 – regulation, régulation négative

download, télécharger

downsizing, dégraissage

Down's syndrome, mongolisme, trisomie 21

drag, traîner

drain, drain, mèche

drainage tube, drain

dramatic, spectaculaire

drape, champ opératoire

drastic, énergique, radical

draught, potion

drawback, inconvénient

drawing, dessin

drawsheet, alèse

dream, rêve

drench, tremper

dressing, pansement

dribble, bave

drill, foret, perceuse, perforateur

drink, boire

drinking water, eau potable

drip, écoulement

drip, intravenous-, goutte-à-goutte

drive, conduite, lecteur, pulsion

drop, goutte

 – by drop, goutte-à-goutte

 – foot, pied tombant

 – foot gait, steppage

droplet infection, infection par aérosol

dropper, compte-goutte

dropsy, hydropisie

drought, sécheresse

drowning, noyade

drowsiness, somnolence

drowsy, somnolent

drug, médicament

 – addiction, toxicomanie

 – agency, agence du médicament

– **dependance**, pharmaco-dépendance
– **eruption**, toxidermie
– **fast**, résistance aux médicaments
– **reaction**, réaction médicamenteuse
– **related**, médicamenteux
– **surveillance**, pharmacovigilance
drumhead, membrane du tympan
drunken gait, démarche titubante
drunkenness, ébriété
dry, sec
– **ice**, neige carbonique
dryer, séchoir
drying stove, étuve
duct, canal, conduit
ductless gland, glande endocrine
ductus, canal
– **arteriosus**, canal artériel
dull, débile, lent, lourd, sourd
dullness, matité
dumb, muet
dumping syndrome, syndrome de chasse
duodenal, duodénal
duplication, dédoublement, duplication
dura mater, dure-mère
duration, durée

dust, poussière
duty, devoir
dwarf, nain
dye, colorant
dying, mourant
dying-back neuropathy, neuropathie avec dégénérescence rétrograde
dysarthria, dysarthrie
dyschezia, dyschésie
dyschondroplasia, dyschondroplasie
dyscoria, dyscorie
dysdiadocokinesia, dysdiadococinésie
dysentery, dysenterie
dysesthesia, dysesthésie
dysfunction, dysfonctionnement
dyskinesia, dyskinésie
dyslalia, dyslalie
dyslexia, dyslexie
dysmenorrhea, dysménorrhée
dysostosis, dysostose
dyspareunia, dyspareunie
dyspepsia, dyspepsie
dysphagia, dysphagie
dysplasia, dysplasie
dyspnea, dyspnée
dystocia, dystocie
dystrophy, dystrophie
dysuria, dysurie

E

eager, curieux de savoir
ear, oreille
  – **ache**, otalgie
  – **bone**, osselet
  – **drum**, tympan
  – **mold**, embout auriculaire
  – **wax**, cérumen
early, précoce
earth, terre
ease, atténuer
easy, facile
eat, manger
eating disorder, trouble de l'alimentation
ebriety, ivresse
ecchondroma, ecchondrome
ecchymosis, ecchymose
Echinococcus, échinocoque
echocardiography, échocardiographie
echolalia, écholalie
eclampsia, éclampsie
ecmnesia, amnésie antérograde
ecology, écologie
ectasia, ectasie
ectoderm, ectoderme
ectogenous, exogène
-ectomy, -ectomie
ectopic, ectopique
  – **pregnancy**, grossesse extra-utérine
ectrodactylia, ectrodactylie
eczema, eczéma
edema, œdème
edematous, oedémateux
edge, bord
editor, rédacteur en chef

effect, action, effet, influence
effective, efficace
effector, effecteur
efferent, efférent
effervescent, effervescent
efficiency, efficacité, rendement
efficient, efficace
effleurage, effleurage
effluent, écoulement polluant
effort, effort
  – **angina**, angor d'effort
  – **syndrome**, asthénie neurocirculatoire
effusion, effusion, épanchement
eg, par exemple
egg, œuf
egocentric, égocentrique
ejaculation, éjaculation
elastic, élastique
elastin, élastine
elastosis, élastose
elation, exaltation
elbow, coude
elderly, personne âgée
elective, programmé
electrocardiogram (ECG), électrocardiogramme (ECG)
electrocardiophonography, électrophonocardiographie
electroconvulsive therapy, électrochoc
electrode, électrode
electroencephalogram (EEG), électroencéphalogramme (EEG)
electrolysis, électrolyse
electrolyte, électrolyte
electromagnetic, électromagnétique
electromotive force, force électromotrice
electromyography (EMG), électromyographie (EMG)
electron, électron
  – **microscopy**, microscopie électronique
electrophoresis, électrophorèse

electroretinogram, électrorétinogramme
element, élément
elephantiasis, éléphantiasis
elimination, élimination
elixir, élixir
elusive, insaisissable
elution, élution
embolectomy, embolectomie
embolism, embolie
embolus, embole
embryo, embryon
embryology, embryologie
embryoma, embryome
embryopathy, embryopathie
embryotome, embryotome
embryotomy, embryotomie
emergency, urgence
emesis, vomissement
emetic, émétique
emiction, miction
eminence, éminence
emission, émission
emmetropia, emmétropie
emollient, émollient
emotion, émotion
empathy, empathie
emphasis, accent
emphysema, emphysème
empiricism, empirisme
empty, vide
emptying, vidange
empyema, empyème
emulsion, émulsion
enamel, émail
enarthrosis, énarthrose
encephalic, encéphalique
encephalitis, encéphalite
encephalocele, encéphalocèle
encephalography, encéphalographie
encephalomacia, encéphalomacie
encephalomyelitis, encéphalomyélite
encephalon, encéphale

encephalopathy, encéphalopathie
enchondroma, enchondrome
encopresis, encoprésie
encysted, enkysté
end, bout, terminaison
  – organ, terminaison d'un nerf
  afférent
  – plate, plaque motrice
  – point, critère de jugement
  – stage, terminal
endarteritis, endartérite
endemic, endémique
ending, terminaison
endocarditis, endocardite
endocervicitis, endocervicite
endocrine, endocrine
endocrinology, endocrinologie
endoderm, endoderme
endogenous, endogène
endolymph, endolymphe
endometrioma, endométriome
endometriosis, endométriose
endometritis, endométrite
endometrium, endomètre
endoneurium, endonèvre
endoplasmic reticulum, réticulum endoplasmique
endorphin, endorphine
endoscope, endoscope
endothelioma, endothéliome
endotoxin, endotoxine
endotracheal, endotrachéal
endow, doter
enema, lavement
energy, énergie
  – balance, bilan énergétique
  – output, dépense d'énergie
enervating, amollissant, énervant
enhancement, augmentation
enkephalin, encéphaline
enlargement, augmentation de
volume, agrandissement
enophthalmos, énophtalmie
enostosis, énostose

41

erosion

ensiform cartilage, appendice xiphoïde
ENT (ear-nose-throat), ORL (oto-rhinolaryngologie)
enteral feeding, alimentation parentérale
enterectomy, entérectomie
enteric, entérique, intestinal
 – fever, fièvre typhoïde
enteritis, entérite
enterobiasis, oxyurose
enterocele, entérocèle
enterococcus, entérocoque
enterocolitis, entérocolite
enterokinase, entérokinase
enterolith, entérolithe
enteroptosis, entéroptose
enterostenosis, entérosténose
enterotomy, entérotomie
entrance, admission, entrée
entrapment neuropathy, syndrome canalaire
enucleation, énucléation
enuresis, énurésie
environment, environnement, milieu ambiant
enzyme, enzyme
eosin, éosine
eosinophil, éosinophile
eosinophilia, éosinophilie
ependyma, épendyme
ependymoma, épendymome
ephedrine, éphédrine
ephelis, éphélide, tache de rousseur
epiblepharon, épiblépharon
epicardium, épicarde
epicondyle, épicondyle
epicondylitis, épicondylite, tennis elbow
epicranium, épicrâne
epidemic, épidémie, épidémique
epidemiology, épidémiologie
epidermis, épiderme
epidermolysis, épidermolyse

epidermophytosis, épidermophytose
epididymitis, épididymite
epididymo-orchitis, orchi-épididymite
epidural, épidural
 – analgesia, anesthésie péridurale
 – hematoma, hématome extradural
epigastrium, épigastre
epiglottis, épiglotte
epilation, épilation
epilepsy, épilepsie
epileptic crisis, seizure, crise d'épilepsie
epileptiform, épileptiforme
epileptogenic, épileptogène
epileptogenous, épileptogène
epimenorrhea, polyménorrhée
epinephrine, adrénaline
epineurium, épinèvre, périnèvre
epiphysis, épiphyse
 – cerebri, glande pinéale
epiphysitis, épiphysite
epiploon, épiploon
episcleritis, épisclérite
episiotomy, épisiotomie
epistaxis, épistaxis
epithelial, épithélial
 – cast, cylindre épithélial
epithelioma, épithéliome
epithelium, épithélium
epithrochlea, épitrochlée
equilibrium, équilibre
equine gait, steppage
erasion, éraflement
erect, debout, droit
erectile, érectile
erector, érecteur
ergograph, ergographe
ergometer, ergomètre
ergonomy, ergonomie
ergosterol, ergostérol
ergotism, ergotisme
erosion, érosion

erotic, érotique
error, erreur
eructation, éructation
eruption, éruption
erysipelas, érysipèle
erysipeloid, érysipéloïde
erythema, érythème
 – **multiforme**, érythème polymorphe
 – **nodosum**, érythème noueux
erythroblast, érythroblaste
erythroblastosis fetalis, érythroblastose fœtale
erythrocyanosis, érythrocyanose
erythrocyte, érythrocyte
 – **sedimentation rate**, vitesse de sédimentation
erythrocytopenia, érythrocytopénie
erythrocytosis, érythrocytose
erythroderma, érythrodermie
erythropoiesis, érythropoïèse
escape, échappement
eschar, escarre
eserine, ésérine
esophageal, œsophagien
esophagectomy, œsophagectomie
esophagitis, œsophagite
esophagoscopy, œsophagoscopie
esophagus, œsophage
esoteric, ésotérique
esotropia, ésotropie
essentiae, essence
essential, essentiel
estrogen, œstrogène
ethanol, alcool éthylique
ethics, éthique
ethmoid, ethmoïde
ethnology, ethnologie
ethylism, énolisme, éthylisme
etiology, étiologie
eugenics, eugénie
eunuch, eunuque
euphoria, euphorie
euploid, euploïde

euthanasia, euthanasie
evacuation, évacuation
evaporation, évaporation
evening, soir
event, événement, fait
eventration, éventration
eventually, finalement
eversion, éversion
every, chaque
 – **day**, quotidien
 – **other day**, tous les deux jours
evidence, mise en évidence, preuve
evisceration, éviscération
evoked potential, potentiel évoqué
evolution, évolution
evulsion, évulsion
exacerbation, exarcerbation
examination, examen
exanthema, exanthème
exceed, dépasser
excess, excès
exchange transfusion, exsanguino-transfusion
excipient, excipient
excision, excision
excisional biopsy, biopsie-exérèse
excitability, excitabilité
excitement, agitation
excoriation, excoriation
excrement, excrément
excreta, excreta
exenteration, exentération
exercise, effort, exercice
 – **test**, test d'effort
exfoliation, exfoliation
exfoliative cytology, cytologie exfoliative
exhaust fumes, gaz d'échappement
exhausted, épuisé
 – **pipe**, pot d'échappement
exhibition, exposition
exhibitionism, exhibitionnisme

exhumation, exhumation
exogenous, exogène
exomphalos, exomphalos
exostosis, exostose
exotoxin, exotoxine
expandable, extensible
expansion, ampliation, expansion
expect, attendre
expectorant, expectorant
expectoration, expectoration
expenditure, dépense
experiment, expérience
experimental, expérimental
expiratory, expiratoire
  – flow rate, débit expiratoire
  – reserve volume, volume de
  réserve expiratoire
expiry date, date de péremption
exploration, examen, exploration
exposure, exposition
expression, expression
expulsion, expulsion
  – of placenta, délivrance
exsanguinate, exsangue
extended, étendu, prolongé
extension, extension
extensive, large, étendu

extensor, extenseur
external, externe
  – oblique muscle, muscle
  grand oblique de l'abdomen
extirpate, extirper
extracapsular, extracapsulaire
extracellular, extracellulaire
extract, extrait
extrapyramidal tract, voie
  extrapyramidale
extrasystole, extrasystole
extrauterine gestation, grossesse
  extra-utérine
extravasation, extravasation
extremity, extrémité
extrinsic, extrinsèque
extrovert, extroverti
exudate, exsudat
exudation, exsudation
eye, œil
eyeball, globe oculaire
eyebrow, sourcil
eyedrop, collyre
eyeground, fond d'œil
eyelash, cil
eyelid, paupière
eyesight, vision

F

fab, fragment
face, face, figure
   – **ague**, névralgie essentielle du trijumeau
   – **presentation**, présentation de la face
facet, facette
facial, facial
   – **nerve**, nerf facial
   – **paralysis**, paralysie faciale
facies, faciès
facility, aptitude, établissement
factor, facteur
factory, usine
facultative, facultatif
faculty, faculté, pouvoir
fail, faire défaut, échouer
failing this, à défaut
failure, échec, insuffisance
faint, évanouissement, syncope
fair-haired, blond
falciform, falciforme
fall, chute
false, faux
   – **passage**, fausse route
   – **teeth**, dentier
falx cerebri, faux du cerveau
familial, familial
family, famille
   – **history**, antécédents familiaux
   – **history planning**, planification familiale
fanaticism, fanatisme
fantasy, fantasme
far, loin
faradism, faradisation

farmer's lung, poumon du fermier
farsight, hypermétropie
fart, pet
fascia, aponévrose, fascia
fascicle, faisceau, fascicule
fasciculation, fasciculation
fast, jeûne, rapide
fast-acting, à action rapide
fast muscle fibers, fibres musculaires rapides
fasten, rattacher
fasting, à jeun
fat, graisse, matière grasse
   – **cell**, adipocyte
   – **embolism**, embolie graisseuse
   – **soluble**, liposoluble
fatal, mortel
fatality, accident mortel
fate, destin, sort
father, père
fatigue, fatigue, surmenage
fatness, adiposité
fatty, graisseux, gras
   – **acid**, acide gras
   – **degeneration**, dégénérescence graisseuse
faulty, défectueux
favism, favisme
favus, favus
fear, crainte
feasable, possible
feature, caractéristique
febrile, fébrile
feces, fèces, selles
fecondity, fécondité
fecundation, fécondation
feeble, faible
   – **minded**, arriéré, débile
feed, alimentation, nourriture
feedback, rétroaction, rétrocontrôle
feeding, alimentation
   – **behavior**, comportement alimentaire
feel, ressentir

feeling, sensation, sentiment, tact
fees, honoraires
fel, bile
female, femelle, femme
femoral, fémoral
    – nerve, nerf crural
    – triangle, triangle de Scarpa
femur, fémur
fenestra, fenêtre
fermentation, fermentation
fertility, fertilité
fertilization, fertilisation
fester, pustule, suppuration, ulcération cutanée
festinating gait, démarche festinante
fetal, fœtal
fetichism, fétichisme
fetor, puanteur
fetus, fœtus
fever, fièvre
feverish, fièvreux
fiber, fibre
fibrillation, fibrillation
fibrin, fibrine
fibroadenoma, adénofibrome
fibroblast, fibroblaste
fibrocartilage, fibrocartilage
fibrochondritis, fibrochondrite
fibrocystic disease, mucoviscidose
fibroelastosis, fibroélastose
fibroid, fibreux, fibrome utérin
fibroma, fibrome
fibromyoma, fibromyome
fibrosarcoma, fibrosarcome
fibrosis, fibrose
fibrositis, fibrosite
fibrous, fibreux
fibula, péroné
fidget, s'agiter continuellement
field of vision, champ visuel
field, in the, sur le terrain
fight, combat
figure, chiffre, image
filament, filament

filaria, filaire
file, dossier, fichier
filiform, filiforme
filling, remplissage
filter, écran, filtre
filtration, filtration
filum, filament, filum
    – terminale, filum terminale
fimbria, frange
finding, découverte, résultat
finger, doigt
    – cot, doigtier
    – print, empreinte digitale
    – tip, bout du doigt
fingerstick device, appareil autopiqueur
firing, décharge
firm, solide
first, premier
    – aid, premiers secours
    – line, premier choix
fish, poisson
fissure, fente, fissure, scissure
fist, poing
fistula, fistule
fit, accès, ajuster, attaque
fitness, aptitude
fixation, fixation
flabby, flasque, mou
flaccid, flasque
flagellation, flagellation
flagellum, flagelle
flail chest, volet costal
flame photometer, photomètre à flamme
flap, lambeau
flare, érythème, poussée
flash, éclair
flatfoot, pied plat
flattening, applatissement
flatulence, flatulence, météorisme
flatus, flatuosité
flatworm, plathelminthe
flavor, saveur
flaw, défaut, point faible
flea, puce

flesh, chair
flexion, flexion
flexor, fléchisseur
flexure, angle, courbure, flexion
flight, fuite, vol
flood, inondation
flooding, hémorragie utérine
floor, plancher
– **cloth**, serpillère
floppy, flasque
– **disk**, disquette
– **valve syndrom**, ballonisation valvulaire
flow, débit, écoulement, flux
flu, grippe
fluctuation, fluctuation
fluid, liquide
– **intake**, apport hydrique
fluke, douve, trématode
fluoresceine, fluorescéine
fluorescent screen, écran fluorescent
fluoridation, fluoration
fluorine, fluor
fluoroscopy, fluoroscopie
flush, bouffée de chaleur, rougeur
flutter, flutter, palpitation
flux, flux
fluxion, fluxion
fly, mouche
flying squad, antenne de réanimation
foam, mousse
focus, foyer
focusing, mise au point
fold, repli
folder, dossier
folic acid, acide folique
follicle, follicule
– **stimulating hormone (FSH)**, hormone folliculostimulante (FSH)
follicular, folliculaire
follow-up, suivi
fontanelle, fontanelle
food, aliment, nourriture

– **intake**, ration alimentaire
– **poisoning**, intoxication alimentaire
– **stuff**, denrée alimentaire
foot, pied (0,305 m)
– **and mouth disease**, fièvre aphteuse
foramen, foramen, orifice
– **magnum**, trou occipital
– **ovale**, trou de Botal
force, force
forced expiratory volume/ second (FEV1), volume expiratoire maximal/seconde (VEMS)
forceps, forceps, pince
forearm, avant-bras
– **crutch**, canne anglaise
forebrain, cerveau antérieur
forecast, prévision
forefather, aïeul
foreground, premier plan
forehead, front
foreign body, corps étranger
forensic, juridique, légal
– **medicine**, médecine légale
foreskin, prépuce
fork, fourchette
form, forme, formulaire
formal, absolu
form to fill, questionnaire à remplir
formication, fourmillement
formula, ordonnance
formulary, formulaire
formulation, forme galénique
fornix, fornix, trigone
forwards, en avant
fossa, fosse
foster parents, parents nourriciers
fostering, mise en nourrice
foul, nauséabond
fourth, quatrième
fovea, fovea
fowl, volaille
fraction, fraction
fracture, fracture

fragilitas ossium, fragilité osseuse
fragility, fragilité
framboesia, pian
frame, cadre
framework, cadre, structure
freckle, tache de rousseur
free, libre
  – fat acid, acide gras libre
freeware, logiciel gratuit
free water, eau libre
freeze-drying, lyophilisation
freezing, congélation
fremitus, frémissement
french data sheet compendium,
  dictionnaire Vidal
frenum, frein
frequency, fréquence
fresh, frais
freudian, freudien
friction, friction
  – sound, frottement
frigidity, frigidité
frog, grenouille
front, devant, front
frontal, frontal
frost, givre
frostbite, gelure
frothy, écumeux

frozen, gelé
fructose, fructose
fructosuria, fructosurie
FTA-test, test aux anticorps tréponémiques fluorescents (test FTA)
full, complet, plein
  – term, à terme
full-time, à temps complet
fulminating, foudroyant
fumes, émanations, vapeurs
fumigation, fumigation
function, fonction
functional disorder, trouble
  fonctionnel
fundamental, fondamental
fundus, fond, fundus
fungicide, fongicide
fungus, champignon
funiculi of the spinal cord, cor-
  dons de la moelle épinière
funiculitis, funiculite
funis, cordon
funnel chest, thorax en entonnoir
funnybone, « petit juif »
furrow, sillon
furuncle, furoncle
furunculosis, furonculose
fusiform, fusiforme

G

gag, ouvre-bouche
 – **reflex**, réflexe nauséeux
gain, augmentation
gait, allure, démarche
galactocele, galactocèle
galactorrhea, galactorrhée
galactose, galactose
galactosemia, galactosémie
gall, bile
gallbladder, vésicule biliaire
gallon, gallon, 3,78 L aux USA,
 4,54 L en GB
gallop rhythm, bruit de galop
gallstone, calcul biliaire
galvanism, galvanisme
galvanometer, galvanomètre
gamete, gamète
gamma ray, rayon gamma
gammaglobuline, gammaglobuline
ganglion, ganglion
ganglionectomy, gangliectomie
gangrene, gangrène
gap, trou
gap-junction, jonction communicante
gargle, gargarisme
gargoylism, gargoylisme
garment, vêtement
gas, gaz
 – **propellent-**, gaz propulseur
gaseous, gazeux
gasoline, essence
gastrectomy, gastrectomie
gastric, gastrique
 – **juice**, suc gastrique
 – **lavage**, lavage gastrique

gastrin, gastrine
gastritis, gastrite
gastrocele, gastrocèle
gastrocnemius muscles, muscles
 jumeaux de la jambe
gastrocolic reflex, réflexe gastro-
 colique
gastroenteritis, gastroentérite
gastroenterostomy, gastroentérostomie
gastrointestinal tract, tube digestif
gastrojejunostomy, gastrojéjunostomie
gastrolysis, gastrolyse
gastropexy, gastropexie
gastroptosis, gastroptose
gastroscope, gastroscope
gastrostomy, gastrostomie
gastrulation, gastrulation
gate, porte, portillon
 – **control**, contrôle de porte
gather, rassembler
gauge, calibre, jauge
gauze, gaze
gavage, gavage
gaze, regard
Geiger counter, compteur Geiger
gel, gel
gelatin, gélatine
gene, gène
general, général
generation, génération
genetic, génétique
genetics, génétique
geniculate, géniculé
 – **body**, corps géniculé
 – **ganglion**, ganglion géniculé
genitalia, organes génitaux
genome, génome
genotype, génotype
gentian violet, violet de gentiane
gentle, doux
genu, genou
genupectoral position, position
 genu-pectorale

geriatrics, gériatrie
germ, germe
german measles, rubéole
germ-free, axénique, sans germe
germicide, germicide
gerontology, gérontologie
gestation, gestation, grossesse
giant, géant
giardiasis, giardiase
giddiness, étourdissement, vertige
gigantism, gigantisme
gingival, gingival
gingivitis, gingivite
ginglymus, ginglyme
girdle, ceinture
girth, circonférence
give, donner
 – up, abandonner
giver, donneur
glabella, glabelle
glairy, glaireux, visqueux
glance, coup d'œil
gland, glande
glanders, morve
glandular fever, mononucléose
 infectieuse
glans, gland
glare, éblouissement
glass, verre
glasses, lunettes
glaucoma, glaucome
glenoid, glénoïde
glia, névroglie
glioma, gliome
gliomyoma, gliomyome
glitter, éclat
globulin, globuline
globus pallidus, pallidum
glomerulonephritis, gloméru-lo-
 néphrite
glomerulus, glomérule
glomus tumor, tumeur glomique
glossa, langue
glossal, lingual
glossectomy, ablation de la langue
glossitis, glossite

glossodynia, glossodynie
glossopharyngeal, glossopharyngien
glossoplegia, glossoplégie
glossy, luisant
glottis, glotte
glove, gant
 – anesthesia, anesthésie en gant
glucagon, glucagon
glucocorticoids, glucocorticoïdes
glucose, glucose
 – lowering, hypoglycémiant
 – tolerance test, test de tolérance au glucose
glue, colle
 – ear, otite moyenne adhésive
 – sniffing, toxicomanie à la colle
gluteal, fessier
gluten, gluten
gluteus muscle, muscle fessier
glycemia, glycémie
glycerin, glycérine
glycine, glycine
glycogen, glycogène
glycogenesis, glycogenèse
glycogenolysis, glycogénolyse
glycolysis, glycolyse
glycoprotein, glycoprotéine
glycosuria, glycosurie
gnat, moucheron
gnathic, gnathique, mandibulaire
goal, but
 – treatment, objectif du traitement
goblet cells, cellules caliciformes
goggles, lunettes de protection
goiter, goître
gold, or
gonad, gonade
gonadal dysgenesis, dysgénésie
 gonadique
gonadotrophic, gonadotrophique
gonadotrophin, gonadotrophine
gonococcus, gonocoque
gonorrhea, gonorrhée
goods, denrées, marchandises

goose flesh, chair de poule
gouge, gouge
gout, goutte
gown, robe
grade, degré, rang
gradient, gradient
grading, classement
graft, greffe
grafting, transplantation
gram, gramme
grant, subvention
granting a marketing licence, accorder une AMM
granular, granulaire
  – layer, stratum granulosum
granulation tissue, bourgeon charnu
granule, granule
granulocyte, granulocyte
granuloma, granulome
granulomatosis, granulomatose
graph, graphe
grasp reflex, reflexe de préhension
grasping, agrippement, préhension
gravel, gravier
Grave's disease, maladie de Basedow
gravid, enceinte, gravide
gravity, gravité, poids
gray matter, substance grise
greenstick fracture, fracture en bois vert
grid, grille

grim, péjoratif
grip, poigne
  – strength, force de préhension
gripe, coliques
grippe, grippe
groan, gémir
groin, aine
grommet, yoyo
groove, gouttière, sillon
grooved director, sonde cannelée
gross, macroscopique
ground floor, rez-de-chaussée
group, groupe
growing pain, douleur de croissance
grown up, adulte
growth, croissance
  – factor, facteur de croissance
  – rate, taux de croissance
guaiac, gaïac
guardianship, curatelle
guideline, recommandation
guineapig, cobaye
guineaworm, filaire de Médine, ver de Guinée
gullet, œsophage
gum, gencive
gumboil, abcès gingival
gumma, gomme
gurgling, gargouillement
gustatory, gustatif
gut, intestin
gynecology, gynécologie
gynecomastia, gynécomastie
gyrus, circonvolution, pli

H

hability, responsabilité
habit, habitude
hair, cheveu, poil
  – ball, trichobézoard
  – cell, cellule ciliée
  – follicle, follicule pileux
  – loss, alopécie
hairy, poilu, velu
half, demi, moitié
  – bred, métis
  – cast, métis
  – life, demi-vie, période
halitosis, halitose
hallucination, hallucination
hallucinogen, hallucinogène
hallux, hallux, orteil
halogen, halogène
hamartoma, hamartome
hamate bone, os crochu du carpe
hammer toe, orteil en marteau
hand, main
handicapped, handicapé
handkerchief, mouchoir
handle, manche
handling, manipulation
handrim wheelchair, fauteuil roulant à main courante
handy, commode
hanging, pendaison
hangnail, envie de l'ongle
haploid, haploïde
hapten, haptène
harassment, harcèlement
hard, dur
  – disk, disque dur
  – ware, matériel informatique
hardening, durcissement

harelip, bec de lièvre
harmful, nocif
harmless, inoffensif
harmstring, ischio-jambier
harsh, agressif, important, rude, sévère
hashishism, cannabisme
hay fever, rhume des foins
hazard, risque
hazardous, dangereux
hazy, flou
head, tête
headache, céphalée
headline, titre
healing, cicatrisation, guérison
health, santé
healthy, bien portant
hearing, audition
heart, cœur
  – beat, battement cardiaque
  – block, bloc cardiaque
  – burn, brûlures gastriques
  – disease, cardiopathie
  – failure, insuffisance cardiaque
  – lung machine, cœur-poumon artificiel
  – murmur, souffle cardiaque
  – rate, fréquence cardiaque
heat, chaleur
  – exhaustion, épuisement par la chaleur
  – loss, perte de chaleur
  – stroke, coup de chaleur
heating, chauffage
heavy, lourd
hebephrenia, hébéphrénie
Heberden's node, nodosité d'Heberden
hectic, hectique
hedonism, hédonisme
heel, talon
  – bone, calcanéum
  – to knee test, épreuve talon-genou
height, hauteur, taille
heliotherapy, héliothérapie

helium, hélium
helix, hélice, hélix
helminth, helminthe
helminthagogue, anthelminthique
helminthiasis, helminthiase
helminthology, helminthologie
help, aide
helpful, utile
hemagglutinin, hémagglutinine
hemangioma, hémangiome
hemarthrosis, hémarthrose
hematemesis, hématémèse
hematin, hématine
hematinic, hématinique
hematocele, hématocèle
hematocolpos, hématocolpos
hematocrit, hématocrite
hematology, hématologie
hematoma, hématome
hematometra, hématomètre
hematomyelia, hématomyélie
hematoporphyrin, hématoporphyrine
hematosalpinx, hématosalpinx
hematoxylin, hématoxyline
hematozoa, hématozoaire
hematuria, hématurie
heme, hème
hemeralopia, héméralopie
hemianopsia, hémianopsie
hemiatrophy, hémiatrophie
hemiballismus, hémiballisme
hemicolectomy, hémicolectomie
hemicrania, hémicrânie
hemiparesia, hémiparésie
hemiplegia, hémiplégie
hemisphere, hémisphère
hemizygous, hémizygote
hemochromatosis, hémochromatose
hemoconcentration, hémoconcentration
hemocytometre, hémocytomètre
hemodialysis, hémodialyse
hemoglobin, hémoglobine

hemoglobinometer, hémoglobinomètre
hemoglobinuria, hémoglobinurie
hemolysin, hémolysine
hemolysis, hémolyse
hemolytic, hémolytique
 – anemia, anémie hémolytique
hemopericardium, hémopéricarde
hemoperitoneum, hémopéritoine
hemophilia, hémophilie
hemophiliac, hémophile
hemophilic arthropathy, arthropathie des hémophiles
hemophthalmia, hémophtalmie
hemopoiesis, hémopoïèse
hemopoietin, hémopoïétine
hemoptysis, hémoptysie
hemorrhage, hémorragie
hemorrhoidectomy, excision des hémorroïdes
hemorrhoids, hémorroïdes
hemostasis, hémostase
hemostatic, hémostatique
hemothorax, hémothorax
Henoch's purpura, purpura rhumatoïde
hepar, foie
heparine, héparine
hepatectomy, hépatectomie
hepatic, hépatique
 – cell, hépatocyte
 – ducts, voies biliaires
hepatitis, hépatite
hepatization, hépatisation
hepatocele, hépatocèle
hepatolenticular, hépatolenticulaire
hepatoma, hépatome
hepatomegaly, hépatomégalie
hepatosplenomegaly, hépatosplénomégalie
hereditary, héréditaire
heredity, hérédité
hermaphrodite, hermaphrodite
hermetic, hermétique

hernia, hernie
hernioplasty, hernioplastie
herniorrhaphy, herniorraphie
herniotomy, herniotomie
heroin, héroïne
herpangine, angine herpétiforme, herpangine
herpes, herpès
 – **corneae**, kératite herpétique
 – **zoster**, zona
herpetic, herpétique
herpetiform, herpétiforme
heterogenous, hétérogène
heterograft, hétérogreffe
heterologous, hétérologue
heterophoria, hétérophorie
heterotropia, hétérotropie
heterozygous, hétérozygote
hiatus, orifice, ouverture
 – **hernia**, hernie hiatale
hiccough, hoquet
hiccup, hoquet
hidradenitis, hidrosadénite
hidrosis, hidrose
high, élevé, haut
hilar, hilaire
hilum, hile
hind, postérieur
hindquarters, arrière-train
hinge, charnière
hip, hanche
 – **bone**, ischion
 – **bone**, os iliaque
 – **girdle**, ceinture pelvienne
 – **girth**, tour de hanches
 – **joint**, articulation coxo-fémorale
hippocamp, hippocampe
hippocratic, hippocratique
 – **oath**, serment d'Hippocrate
hirsutism, hirsutisme
His bundle, faisceau de His
hissing, chuintement
histamine, histamine
histidine, histidine
histiocyte, histiocyte
histochemistry, histochimie

histogenesis, histogenèse
histology, histologie
histoplasmosis, histoplasmose
history, antécédents, signes fonctionnels
 – **taking**, interrogatoire
hit, frapper
HIV, VIH
hives, urticaire
hoarse, enroué, rauque
hobnail liver, foie clouté
hold, tenir
 – **one's breath**, retenir son souffle
hole, trou
hollow, creux
home, domicile
 – **care**, hospitalisation à domicile
homeopathy, homéopathie
homeostasis, homéostasie
homeothermal, homéotherme
homicide, homicide
homogeneous, homogène
homograft, homogreffe
homolateral, homolatéral
homologous, homologue
homosexuality, homosexualité
homozygous, homozygote
honey, miel
hook, crochet
hooklike, unciforme
hookworm, ankylostome
hop, sauter à cloche pied
hordeolum, orgelet
hormone, hormone
horn, corne
horseshoe kidney, rein en fer à cheval
hospital, hôpital
host, hôte
hot, chaud
 – **flush**, bouffée de chaleur
hotline, infoservice
hourglass contraction, contraction en sablier
housing, hébergement

huge, énorme
human, humain
 – **immunodeficiency virus (HIV)**, virus de l'immunodéficience humaine (VIH)
humanized milk, lait maternisé
humerus, humérus
humidity, humidité
humor, humeur
 – **aqueous**, humeur aqueuse
hump, bosse
hunchback, gibbosité
hunger, faim
hungerpain, faim douloureuse
hyaline, hyalin
hyaloid, hyaloïde
hybrid, hybride
hydarthrosis, hydarthrose
hydatid cyst, kyste hydatique
hydatiform, hydatiforme
hydratation, hydratation
hydrocarbon, hydrocarbure
hydrocele, hydrocèle
hydrocephalus, hydrocéphalie
hydrochloric acid, acide chlorhydrique
hydrochloride, chlorhydrate
hydrocortisone, hydrocortisone
hydrogen, hydrogène
hydrolysis, hydrolyse
hydrometer, hydromètre
hydrometra, hydrométrie
hydronephrosis, hydronéphrose
hydropathic, hydropathique
hydropericardium, hydropéricarde
hydroperitoneum, hydropéritoine
hydrophobia, hydrophobie
hydropneumothorax, hydropneumothorax
hydrops, hydropisie
 – **fetalis**, anasarque fœtoplacentaire
hydrosalpinx, hydrosalpinx
hydrotherapy, hydrothérapie
hydrothorax, hydrothorax

hygiene, hygiène
hygroma, hygroma
hygrometer, hygromètre
hygroscopic, hygroscopique
hymen, hymen
hymenotomy, hyménotomie
hyperacidity, hyperacidité
hyperactivity, hyperactivité
hyperalgesia, hyperalgésie
hyperbaric, hyperbarique
 – **chamber**, caisson hyperbare
hyperbilirubinemia, hyperbilirubinémie
hypercalcemia, hypercalcémie
hypercapnia, hypercapnie
hyperchlorhydria, hyperchlorhydrie
hypercholesterolemia, hypercholestérolémie
hyperchromia, hyperchromie
hyperemia, hyperémie
hyperesthesia, hyperesthésie
hyperexcitability, hyperexcitabilité
hyperextension, hyperextension
hyperflexion, hyperflexion
hyperglycemia, hyperglycémie
hypergonadism, hypergonadisme
hyperhidrosis, hyperhidrose
hyperkalemia, hyperkaliémie
hyperkeratosis, hyperkératose
hyperkinesis, hyperkinésie
hyperlink, lien hypertexte
hyperlipemia, hyperlipémie
hyperlipoproteinemia, hyperlipoprotéinémie
hypermetropia, hypermétropie
hypermnesia, hypermnésie
hypermobility, hypermobilité
hypermyotonia, hypermyotonie
hypernatremia, hypernatrémie
hypernephroma, hypernéphrome
hyperonychia, hyperonychose
hyperostosis, hyperostose
hyperparathyroidism, hyperparathyroïdie

hyperphagia, hyperphagie
hyperphoria, hyperphorie
hyperpiesis, hypertension
hyperpituitarism, hyperpituitarisme
hyperplasia, hyperplasie
hyperpnea, hyperpnée
hyperpyrexia, hyperpyrexie
hypersecretion, hypersécrétion
hypersensitive, hypersensible
hypersensitivity, hypersensibilité
hypersplenism, hypersplénisme
hyperstimulation, hyperstimulation
hypertension, hypertension
hyperthermia, hyperthermie
hyperthymia, hyperthymie
hyperthyroidism, hyperthyroïdie
hypertonia, hypertonie
hypertonic, hypertonique
hypertrichosis, hypertrichose
hypertrophy, hypertrophie
hyperventilation, hyperventilation
hypervolemia, hypervolémie
hypnosis, hypnose
hypnotic, hypnotique, somnifère
hypo-, hypo-
hypocalcemia, hypocalcémie
hypochlorhydria, hypochlorhydrie
hypochondriac, hypocondriaque
hypochondriasis, hypocondrie
hypochondrium, hypocondre
hypochromic, hypochrome
hypodermic, hypodermique
hypoesthesia, hypoesthésie
hypofibrinogenemia, hypofibrinémie
hypogastric, hypogastrique
hypogastrium, hypogastre
hypoglossal triangle, aile blanche interne
hypoglycemia, hypoglycémie
hypogonadism, hypogonadisme
hypokalemia, hypokaliémie
hypomania, hypomanie
hypomobility, hypomobilité

hyponatremia, hyponatrémie
hypoparathyroidism, hypoparathyroïdie
hypophoria, hypophorie
hypophosphatasia, hypophosphatasie
hypophosphatemia, hypophosphatémie
hypophysectomy, hypophysectomie
hypophysis, hypophyse
hypopiesis, hypotension
hypopituitarism, hypopituitarisme
hypoplasia, hypoplasia
hypoproteinemia, hypoprotéinémie
hypoprothrombinemia, hypoprothrombinémie
hypopyon, hypopion
hyposecretion, hyposécrétion
hypospadias, hypospadias
hypostasis, hypostase
hypotension, hypotension
hypothalamus, hypothalamus
hypothenar eminence, éminence hypothénar
hypothermia, hypothermie
hypothesis, hypothèse
hypothrombinemia, hypothrombinémie
hypothyroidism, hypothyroïdie
hypotonia, hypotonie
hypotonic, hypotonique
hypovitaminosis, hypovitaminose
hypoxia, hypoxie
hystera, utérus
hysterectomy, hystérectomie
hysteria, hystérie
hysterography, hystérographie
hysteromyomectomy, hystéromyomectomie
hysteropexy, hystéropexie
hysterosalpingography, hystérosalpingographie
hysterotomy, hystérotomie

I

iatrogenic, iatrogénique
ice, glace
ichthyosis, ichtyose
icone, symbole
icterus, ictère
idea, idée
identical twins, jumeaux homozygotes
identification, identification
idiocy, idiotie
idiopathic, idiopathique
idiosyncrasy, idiosyncrasie
i.e. (id est), c.à.d. (c'est-à-dire)
ignore, négliger
ileitis, iléite
ileocecal valve, valvule iléo-cæcale
ileocolitis, iléo-colite
ileocolostomy, iléo-colostomie
ileoproctostomy, iléo-rectostomie
ileorectal, iléo-rectal
ileostomy, iléostomie
ileum, iléon
ileus, iléus, occlusion intestinale
iliac crest, crête iliaque
iliococcygeal, ilio-coccygien
ilium, ilion
ill, malade
illegitimate, illégitime
illiteracy, analphabétisme
illness, maladie
illusion, hallucination
image, image
imbalance, déséquilibre
immature, immature

immediate-acting, d'action immédiate
immobility, immobilité
immune, immun
 – response, réponse immunologique
immunity, immunité
immunization, immunisation
immunoassay, dosage immunologique
immunochemistry, immunochimie
immunoelectrophoresis, immunoélectrophorèse
immunodeficiency, immunodéficience
immunofluorescence, immunofluorescence
immunogenetics, immunogénétique
immunoglobulin, immunoglobuline
immunology, immunologie
immunosuppression, immunosuppression
impacted tooth, dent incluse
impair, perturber
impaired, altéré
impairment, altération, atteinte
impalpable, impalpable
impatency, obstruction
impedance, impédance
impending, imminent
imperforate, imperforé
impervious, étanche
impingement syndrome, tendinite de la coiffe des rotateurs
implant, implant
implantation, implantation
implementation, application, mise en œuvre
impotence, impuissance
impression, impression
improper, inconvenant
improvement, amélioration
impulse, impulsion, influx nerveux

in front of, devant
inability, impossibilité, incapacité
inactivate, inactiver
inanition, inanition
inarticulate, inarticulé
inborn, inné
incarcerated, incarcéré
incest, inceste
inch, pouce (2,54 cm)
incidence, fréquence, incidence
incipient, incipiens, naissant
incision, incision
incisor, incisive
incisura, échancrure
incisure, incisure
include, inclure
inclusion body, inclusion intracellulaire
incoherent, incohérent
incompatibility, incompatibilité
incompatible, incompatible
incompetence, insuffisance
 – aortic-, insuffisance aortique
incompetent cervix, béance du col utérin
incomplete, incomplet
incontinence, incontinence
inconvenient, gênant
incoordination, incoordination
increase, augmentation
increment, accroissement
incrustation, incrustation
incubation, incubation
incubator, couveuse, étuve
incus, enclume
index, index, indice
indication, indication, indice
indicator, indicateur coloré
indigenous, autochtone
indigestion, indigestion
individual, individu
indolent, indolore, torpide
induced, induit
induction, induction
induration, induration

industrial disease, maladie professionnelle
indwelling venous infusion, perfusion veineuse à demeure
inebriate, alcoolique
inebriation, ivresse
inedible, non commestible
ineffective, inefficace
inertia, inertie
infancy, petite enfance
infant, nourrisson (jusqu'à 12 mois)
infantile, infantile
infantilism, infantilisme
infarct, infarctus
infarcted, infarci
infarction, infarcissement, infarctus
infection, infection
infectious, infectieux
inferior, inférieur
 – pelvis strait, détroit inférieur du bassin
inferiority complex, complexe d'infériorité
infertility, stérilité
infestation, infestation
infiltration, infiltration
infirmity, débilité, infirmité
inflammation, inflammation
inflation, inflation
inflow, entrée
influence, influence
influenza, grippe
infra-, infra-, sous-
infrared, infrarouge
infraspinous, sous-épineux
infundibulum, infundibulum
infusion, perfusion
ingestion, ingestion
ingrown nail, ongle incarné
inguinal, inguinal
inhalation, inhalation
inherent, intrinsèque
inheritance, hérédité
inhibition, inhibition

initial, initial
injected, injecté
injection, injection, piqûre
injure, blesser
injurious, nuisible
injury, blessure, lésion
ink, encre
inmate, habitant, détenu
innate, héréditaire, inné
inner, interne
 – ear, oreille interne
innervation, innervation
innocent, bénin
innocuous, inoffensif
innominate, innominé
 – artery, tronc artériel
 brachiocéphalique
innoxious, inoffensif
inoculation, inoculation
inorganic, anorganique, inorganique
inpatient, patient hospitalisé
input, énergie, entrée, information
 – fibers, fibres afférentes
inquest, enquête
inquiry, enquête
insane, fou
insanity, aliénation, folie
insect sting, piqûre d'insecte
insensible, insensible
insertion, insertion
inside, à l'intérieur
insidious, insidieux
insight, perspicacité
insomnia, insomnie
inspiration, inspiration
inspiratory reserve volume,
 volume de réserve inspiratoire
inspissated, épaissi
instance, exemple
instep, cou-de-pied
instillation, instillation
instinct, pulsion
instruction leaflet, mode
 d'emploi
instrument, instrument

insufficiency, insuffisance
insulation, isolement
insulin, insuline
insulin-delayed, insuline-retard
insulinoma, insulinome
intake, apport, prise, ration
integument, phanère, tégument
intellect, esprit, intelligence
intelligence, intelligence
 – quotient (IQ), quotient intellectuel (QI)
intended, destiné à
intensive, intensif
 – care, réanimation
 – care unit, unité de soins
 intensifs
intention tremor, tremblement
 intentionnel
inter-, entre-, inter-
interarticular, interarticulaire
intercellular, intercellulaire
intercourse, relation
intercurrent, intercurrent
intermediate, intermédiaire,
 moyen
intermittent, intermittent
internal, interne
interosseous, interosseux
interphase, interphase
interspersed, entrecoupé
interstitial, interstitiel
intertrigo, intertrigo
intertrochanteric, intertrochantérien
interval, écart, intervalle
interventricular, interventriculaire
intervertebral, intervertébral
intestinal, intestinal
 – malabsorption, syndrome de
 malabsorption
 – obstruction, occlusion intestinale
intestine, intestin
intolerance, intolérance
intoxication, intoxication

intra-, intra-
intraabdominal, intra-abdominal
intraarticular, intra-articulaire
intracellular, intracellulaire
intracranial, intracérébral, intra-crânien
intractable, rebelle
intradermal, intradermique
intradural, intradural
intragastric, intragastrique
intrahepatic, intrahépatique
intralobular, intralobulaire
intramedullary, intramédullaire
intramuscular, intramusculaire
intraocular fluid, liquide intra-oculaire
intraosseous, intra-osseux
intraperitoneal, intrapéritonéal
intrathecal, intrathécal
intratracheal, intratrachéal
intrauterine, intra-utérin
　– contraceptive device, dispositif intra-utérin, stérilet
intravenous, intraveineux
　– infusion, perfusion intraveineuse
intrinsic, intrinsèque
introspection, introspection
introvert, introverti
intubation, intubation
intumescence, intumescence
intussusception, invagination
inulin, inuline
inunction, onction
invagination, invagination
invalid, invalide, non valable
invasion, invasion
invasive, effractif, invasif
inverse, inverse
inversion, inversion
investigate, étudier
investigator, chercheur d'emploi
investment, revêtement
involucrum, involucre
involution, involution
involutional, d'involution

　– depression, dépression d'involution
　– melancholia, mélancolie d'involution
involved, impliqué
involvement, implication, atteinte
inward current, courant entrant
iodide, iodure
iodine, iode
iodism, iodisme
ion, ion
　– channel, canal ionique
　– exchange resin, résine échangeuse d'ions
ionization, ionisation
ionizing radiation, radiation ionisante
ipsilateral, homolatéral
iridectomy, iridectomie
iridocyclitis, iridocyclite
iridoplegia, iridoplégie
iridotomy, iridotomie
iris, iris
iron, fer
　– binding protein, sidérophyline
　– deficient, ferriprive
irradiation, irradiation
irreducible, irréductible
irrelevant, sans objet
irrespective of, indépendamment de
irrigation, irrigation
irritability, irritabilité
irritable bowel syndrome, colon irritable
irritant, irritant
ischemia, ischémie
　– contracture, contracture ischémique
ischemic heart disease, cardiopathie ischémique
ischium, ischion
island, ilôt
　– disease, fièvre fluviale du Japon

islet cell, cellule en îlôt
isoantibody, isoanticorps
isolation, isolement
isomer, isomère
isometric, isométrique
isotope, isotope

issue, publication, résultat, sujet
isthmus, isthme
itch, gale, démangeaison
itching, démangeaison, prurit
item, article, item

J

jab, piqûre
jack, fiche
jacket, veste
jar, récipient
jaundice, ictère
jaw, mâchoire
  – bone, maxillaire
jejunectomy, jéjunectomie
jejunostomy, jéjunostomie
jelly, gel
jellyfish, méduse
jerk, réflexe tendineux, secousse

jet-lag, décalage horaire
job-seeker, chercheur d'emploi
joint, articulation
  – stop, butée
journal, revue spécialisée
journey, voyage
jugal bone, os malaire
jugular, jugulaire
juice, jus, suc
jump, saut
junction, jonction
junk, pacotille
jurisprudence, jurisprudence
justo-major, plus grand que la normale
justo-minor, anormalement petit
juvenile, juvénile
juxta-articular, juxta-articulaire
juxtaglomerular apparatus, appareil juxtaglomérulaire

K

kala-azar, kala-azar
kalium, potassium
karyokinesis, mitose
karyotype, caryotype
kation, cation
keep, garder
keloid, chéloïde
keratectasia, kératectasie
keratectomy, kératectomie
keratic, corné
keratin, kératine
keratitis, kératite
keratolytic, kératolytique
keratoma, callosité
keratomalacia, kératomalacie
keratome, kératome
keratometer, kératomètre
keratoplasty, kératoplastie
keratosis, callosité, kératose
kernicterus, ictère nucléaire
ketogenic diet, régime cétogène
ketone, cétone
ketonemia, cétonémie
ketonuria, cétonurie
ketosis, cétose
ketosteroid, cétostéroïde
key, clé, touche
keyboard, clavier
key word, mot-clé
kick, coup de pied
kickback, retour en arrière
kidney, rein
  – failure, insuffisance rénale
killing, mortel

kin, famille, parents
kinase, kinase
kindred, analogue, apparenté
kineplasty, amputation orthopédique
kinesis, cinésie
kinesthesis, cénesthésie, kinesthésie
kinetics, cinétique
kingdom, règne
kinking, plicature
kiss, baiser
  – of life, bouche-à-bouche
kit, trousse
Klebs-Loeffler bacillus, bacille de la diphtérie
knee, genou
  – cap, rotule
  – elbow position, position genupectorale
knee, in-, genu valgum
knee jerk, réflexe rotulien
knee, out-, genu varum
kneeling, agenouillé
knickers, culotte
knife, bistouri
knob, bouton
knock knee, genu valgum
knot, nœud
knowledge, connaissance
known, connu
knuckle, jointure phalangienne
Köhler's disease, scaphoïdite tarsienne
koilonychia, koïlonychie
Koplik's spot, signe de Koplik
kraurosis vulvae, atrophie sclérosante de la vulve
Krebs' cycle, cycle de Krebs
kwashiorkor, kwashiorkor
kyphoscoliosis, cyphoscoliose
kyphosis, cyphose

L

lab finding, résultat de laboratoire
label, étiquette
labeling, marquage
labial, labial
labile, labile
labium, lèvre
labor, accouchement, travail
laboratory, laboratoire
– **findings**, résultats biologiques
labrum, bourrelet
labyrinth, labyrinthe
labyrinthitis, labyrinthite
lace, dentelle
laceration, déchirure, dilacération
lack, absence, manque
lacrimal, lacrymal
lacrimation, larmoiement
lactalbumin, lactalbumine
lactase, lactase
lactate, lactate
lactation, allaitement
lacteal, chylifère
lactic, lactique
lactiferous duct, canal galactophore
lactifuge, antigalactique
lactogenic, lactogène
– **hormone**, prolactine
lactose, lactose
lacuna, lacune
ladder, échelle
lag, latence, retard
lambdoid, lambdoïde
lamella, lamelle
lameness, courbature
lamina, lame
laminectomy, laminectomie

lancet, lancette
landmark, repère
language, langage
lanolin, lanoline
laparoscope, laparoscope
laparotomy, laparotomie
lapse, défaillance, oubli
laptop, ordinateur portable
large, grand, gros
laryngeal, laryngé
laryngectomy, laryngectomie
laryngismus stridulus, laryngite
striduleuse
laryngitis, laryngite
laryngology, laryngologie
laryngopharynx, laryngopharynx
laryngospasm, laryngospasme
laryngostenosis, laryngosténose
laryngotomy, laryngotomie
laryngotracheobronchitis, laryngotrachéobronchite
larynx, larynx
laser, laser
last, dernier
– **resort**, dernier recours
lasting effect, action prolongée
late, tardif
latency, latence
lateral, externe, latéral
latter, dernier
lattice, réseau
laugh, rire
laughing gas, protoxyde d'azote
lavage, lavage
law, loi, principe
lax, lâche, relaché
laxative, laxatif
laxity, hyperlaxité, laxité
layer, couche, membrane
LD50, DL 50
lead, dérivation, plomb
– **poisoning**, saturnisme
leaden, plombé
leaflet, feuillet, dépliant
leaflets of heart valves, valves
des valvules

leakage, fuite
lean, maigre
leap, bond
learning, apprentissage
least, moindre
leave, autorisation de sortie, permission
lecithin, lécithine
lecture, conférence
leech, sangsue
left, gauche
  – handed, gaucher
leg, jambe
legionnaires'disease, maladie des légionnaires
leishmaniasis, leishmaniose
length, longueur
lengthening, allongement
lens, cristallin, lentille
lenticular, lenticulaire
lentigo, lentigo
leontiasis ossea, leontiasis ossea
leproma, léprome
leprosy, lèpre
leptomeningitis, leptoméningite
leptospirosis, leptospirose
lesbian, lesbienne
lesion, lésion
less, moins
lessen, diminuer
lesser, moindre
lethal, létal
  – dose, dose mortelle
lethargy, léthargie
leukemia, leucémie
leukine, leucine
leukocyte, leucocyte
  – differential-count, formule leucocytaire
leukocythemia, leucémie, leucocythémie
leukocytolysis, leucolyse
leukocytosis, leucocytose
leukodermia, leucodermie
leukonychia, leuconychie
leukopenia, leucopénie

leukoplasia, leucoplasie
leukopoiesis, leucopoïèse
leukorrhea, leucorrrhée
leukotomy, leucotomie, lobotomie
levator, releveur
  – palati muscle, muscle péristaphylin interne
level, niveau
lever, levier
levulose, fructose, lévulose
liability, responsabilité, prédisposition
libido, libido
library, bibliothèque
lice, poux
licence, brevet
lichen, lichen
lid, paupière
lien, rate
lienal, splénique
life, vie
  – expectancy, espérance de vie
  – span, durée de vie
  – style, mode de vie
  – support machine, appareil de réanimation
lift, ascenseur, soulever
ligament, ligament
ligation, ligature
ligature, ligature
light, léger, lumière
  – adaptation, adaptation à la lumière
lightning pain, douleur fulgurante
like, pareil
likely, probable
likelyhood, vraissemblance
limb, limbe
  – girdle, ceinture
limbus, bord, bordure
liminal, liminaire
limp, claudication
lincture, électuaire
line, ligne, lignée

line, on-, en ligne
linea, ligne
linen, linge
lingua, langue
 – nigra, langue noire
lingual, lingual
liniment, liniment
lining, revêtement
linitis plastica, linite plastique
link, maillon
linkage, liaison
linking, liaison
linoleic acid, acide linoléique
lint, charpie
lip, lèvre
lipase, lipase
lipemia, lipémie
lipid, lipide
lipoatrophy, lipo-atrophie
lipochondrodystrophy, lipo-chondrodystrophie, syndrome de Hurler
lipocyte, adipocyte
lipodystrophy, lipodystrophie
lipoid, lipoïdique
lipoidosis, lipoïdose
lipolysis, lipolyse
lipoma, lipome
lipoprotéin, lipoprotéine
lipotrophic substance, substance lipotrope
liquor, liquide
lisp, zézaiement
list, énumération, liste
liter, litre
lithagogue, lithagogue
lithiasis, lithiase
litholapaxy, litholapaxie
lithotomy, lithotomie
lithotritor, lithotriteur
lithotrity, lithotritie
litmus, tournesol
litre, litre
litter, détritus
live, vivant
livehood, moyens d'existence

lively, vif
liver, foie
livid, livide
living, vivant
load, charge
lobar, lobaire
lobe, lobe
lobectomy, lobectomie
Lobo's disease, blastomycose chéloïdienne
lobule, lobule
local, local
localized, localisé
location, localisation
lochia, lochies
lock, blocage
locked, bloqué
locked-in syndrome, syndrome de déafférentation motrice
locking, blocage
lockjaw, trismus
locomotor ataxia, ataxie locomotrice
loculated, loculaire
locus, lieu, locus, place
loin, lombes
long, long
long-acting, à action prolongée, retard
long-range, à longue échéance
long-standing, de longue date
long-term, à long terme
longevity, longévité
longitudinal band of colon, bandelette longitudinale du côlon
longsighted, hypermétrope, presbyte
look, regard
loop, anse, boucle
loose, détendu, lâche, mou
looseness, laxité, relâchement
lordosis, lordose
loss, perte
lost to follow up, perdu de vue
lot, beaucoup
lotion, lait, lotion

loud speaker, haut parleur
louse, pou
low, bas
 – **back pain**, lombalgies
 – **fat diet**, régime pauvre en graisses
 – **molecular**, bas poids moléculaire
lower, inférieur
lowering, abaissement
lubricant, lubrifiant
lucid, lucide
lues, syphilis
lull, accalmie
lumbago, lumbago
lumbar, lombaire
 – **puncture**, ponction lombaire
lumen, lumen, lumière
lump, bosse, grosseur
lunacy, démence
lunate bone, os semi-lunaire
lunatic, aliéné, dément
lung, poumon
 – **capacity**, capacité respiratoire
lunula, lunule
lupus erythematosous, lupus érythémateux
luteinizing hormone (LH), hormone lutéinisante (LH)
luteotrophin, hormone lutéinisante
luteus, corps jaune
luxation, luxation
luxury, luxe

lying in hospital, maternité
lymph, lymphe
 – **node**, ganglion lymphatique
 – **node differential cell count**, adénogramme
lymphadenitis, lymphadénite
lymphadenoid goiter, maladie de Hashimoto
lymphangiectasis, lymphangiectasie
lymphangioma, lymphangiome
lymphangioplasty, lymphangioplastie
lymphangitis, lymphangite
lymphatic, lymphatique
 – **nodes**, ganglions lymphatiques
lymphocyte, lymphocyte
lymphocytemia, lymphocythémie
lymphocytic leukemia, leucémie lymphoïde
lymphocytopenia, lymphopénie
lymphocytosis, lymphocytose
lymphogram, lymphographie
lymphogranuloma, lymphogranulome
lymphoid, lymphoïde
lymphoma, lymphome
lymphosarcoma, lymphosarcome
lysine, lysine
lysis, lyse
lysosomal, lysosomial
lysozyme, lysozyme
lytic, lytique

M

macies, atrophie, maigreur
macrocephalus, macrocéphale
macrocheilia, macrochéilie
macrocyte, macrocyte
macrocytic, macrocytaire
macrodactyly, macrodactylie
macroglobulinemia, macroglobulinémie
macroglossia, macroglossie
macromastia, macromastie
macromelia, macromélie
macromolecule, macromolécule
macrophage, macrophage, monocyte
macroscopic, macroscopique
macrostomia, macrostomie
macula, macule, tache
 – **solaris**, éphélide
maculopapular, maculopapulaire
mad, aliéné, fou
 – **cow disease**, maladie de la vache folle
madness, folie
magnet, aimant
magnetic, magnétique
 – **resonance imaging (MRI)**, imagerie par résonance magnétique (IRM)
 – **tape**, bande magnétique
mail, courrier
main, principal
 – **end point**, critère principal d'évaluation
maintain, entretenir
maintenance, entretien
major, majeur
malabsorption, malabsorption

malacia, malacie
maladjustment, inadaptation
malaise, malaise
malalignment, alignement dentaire défectueux
malar, malaire
malaria, malaria, paludisme
male, mâle, masculin
malformation, malformation
malicious, méchant
malignant, malin
 – **hypertension**, hypertension maligne
 – **pustule**, charbon
malingering, simulation
malleolus, malléole
mallet finger, doigt en marteau
malleus, marteau
malnutrition, malnutrition, sous-alimentation
malocclusion, occlusion dentaire défectueuse
malposition, malposition
malpractice, incurie, malversation, négligence
malpresentation, présentation vicieuse
maltase, maltase
maltose, maltose
maltreating, maltraitance
maltreatment, sévices
malunion, cal vicieux
mamilla, mamelon
mammaplasty, mammoplastie
mammary, mammaire
 – **gland**, glande mammaire
mammilary, mamilaire
mammography, mammographie
man, homme
management, gestion, prise en charge, traitement
manager, directeur
mandatory, obligatoire
mandible, maxillaire inférieur
mania, manie

manic-depressive psychosis, psychose maniacodépressive
manifestations, signes physiques
manipulation, manipulation
mankind, humanité
mannerism, maniérisme
manometer, manomètre
mantle, manteau
manual, manuel
manubrium sterni, manubrium sternal
manufacturer, fabricant
manus, main
MAOI, IMAO
map, carte
maple syrup urine disease, leucinose, maladie des urines à odeur de sirop d'érable
mapping, cartographie
marasmus, maigreur extrême, marasme
marble bone disease, maladie d'Albers-Schönberg, ostéopétrose familiale
margin, marge, rebord
marihuana, marijuana
mark, marque
marked, important
marker, marqueur
marketting, marché
    – autorisation file, dossier de demande d'autorisation
marrow, moelle
marsh, marais
marsupialization, marsupialisation
mask, masque
masking effect, effet de masque
masochism, masochisme
mass, amas, masse
massage, massage
mast cell, mastocyte
mastectomy, mammectomie, mastectomie
mastery, emprise, maîtrise
mastication, mastication

mastitis, mastite
mastodynia, mastodynie
mastoid, mastoïde
    – process, apophyse mastoïde
mastoidectomy, mastoïdectomie
mastoiditis, mastoïdite
masturbation, masturbation
matching, appariement, assortiment
materia medica, matière médicale
material, matériel, matière
mating, accouplement
matrix, matrice
matter, matière, substance
mattress, matelas
maturation, maturation
mature, mûr, pubère
maxilla, maxillaire supérieur
maxillary, maxillaire
maximal, maximal, maximum
maze, labyrinthe
meal, repas
mean, moyen, moyenne
meaning, signification
meaningful, expressif, significatif
meaningless, sans signification
measles, rougeole
measles, German-, rubéole
measure, acte, mesure
meat, viande
meatus, conduit, méat
mechanics, mécanique
meconium, méconium
medecines, médicaments
media, média, milieu
medial, interne, médian
median, médian
    – lethal dose (LD50), dose létale médiane (DL50)
    – survival, médiane de survie
medianoscopy, médianoscopie
mediastinum, médiastin
medicament, médicament
medication, médication
medicinal, médicinal

medicine, médecine, médicament
medicosurgical, médicochirurgical
Mediterranean anemia, thalassémie
medium, milieu, moyen
medulla, moelle
– **oblongata**, bulbe rachidien
medullary, médullaire
medullated nerve fibre, fibre nerveuse myélinisée
medulloblastoma, médulloblastome
meeting, réunion
megacephaly, mégacéphalie
megacolon, mégacôlon
megakaryocyte, mégacaryocyte
megaloblast, mégaloblaste
megalomania, mégalomanie
meibomian cyst, chalazion
meiosis, méiose
mel, miel
melancholia, mélancolie
melanin, mélanine
melanoma, mélanome
melanosis, mélanose
melanotic, mélanique
meliceris, visqueux
melt, fondre
melting, fusion
membrane, membrane
memory, mémoire
menarche, ménarche
meningeal, méningé
meninges, méninges
meningioma, méningiome
meningism, méningisme, pseudo-méningite
meningitis, méningite
meningocele, méningocèle
meningococcemia, méningococcemie
meningoencephalocele, méningo-encéphalocèle
meniscectomy, méniscectomie
meniscus, ménisque
menopause, ménopause

menorrhagia, ménorragie
menses, règles
menstruation, menstruation
mental, mental, mentonnier
mention, citer, rapporter
merger, fusion
mesarteritis, mésartérite
mesencephalon, mésencéphale
mesenchyme, mésenchyme
mesenteric, mésentérique
mesentery, mésentère
mesmerism, hypnotisme, magnétisme
mesoappendix, méso-appendice
mesocolon, mésocôlon
mesoderm, mésoderme
mesonephroma, mésonéphrome
mesosalpinx, mésosalpinx
mesothelioma, mésothéliome
mesothelium, mésothélium
mesovarium, mésovarium
metabolic, métabolique
metabolism, métabolisme
metacarpal, métacarpien
metacarpophalangeal, métacarpophalangien
metacarpus, métacarpe
metal, métal
metamorphosis, métamorphose
metaphore, métaphore
metaphysis, métaphyse
metaplasia, métaplasie
metastasis, métastase
metatarsal, métatarsien
metatarsalgia, métatarsalgie
meteorism, météorisme
meter, mètre
methemoglobin, méthémoglobine
méthionine, méthionine
method, épreuve, méthode, technique
metra, utérus
metric system, système métrique
metritis, métrite
metrorrhagia, métrorragie

microbe, microbe
microbiology, microbiologie
microcephalic, microcéphale
microcyte, microcyte
microcythemia, microcytémie
microglia, microglie
micrognathia, micrognathie
microgram, microgramme (μg)
micrometer, micromètre (μm)
microorganism, microorganisme
microphthalmos, microphtalmie
microscope, microscope
microsome, microsome
microsurgery, microchirurgie
microtome, microtome
micturition, miction
midbrain, mésencéphale
midday, midi
middle, milieu
 – ear, oreille moyenne
midget, nain harmonieux
midline, ligne médiane
midnight, minuit
midpain, douleur pelvienne intermenstruelle
midriff, diaphragme
midwife, sage-femme
midwifery, obstétrique
migraine, migraine
mild, bénin, doux
mildness, bénignité
milestone, jalon
miliaria, miliaire
miliary, miliaire
milium, milium
milk, lait
 – teeth, dents de lait
milkcrust, croûte de lait
milkness, latescence
millicurie, millicurie
milligamma, nanogramme (ng)
milligram, milligramme (mg)
milliliter, millilitre (mL)
millimeter, millimètre (mm)
milling, broyage

Milroy's disease, éléphantiasis
 familial
mimicry, mimétisme
mind, esprit, pensée, souvenir
mineral, minéral
miner's anemia, ankylostomiase
minipill, pillule microdosée
minor, mineur
minus, moins
minute, minuscule, minute,
 minuscule
mirror, miroir
miscarriage, fausse-couche
miscellaneous, divers
mischief, dommage
mismatch, incompatibilité
missing, manquant
misspelling, dysorthographie
mistake, erreur
mistyping, erreur de groupage
misuse, usage détournée
mite, acarien
 – fever, typhus exanthématique
mitochondria, mitochondries
mitosis, mitose
mitral, mitral
 – regurgitation, insuffisance
 mitrale
mitralstenosis, rétrécissement
 mitral
mitralvalve, valvule mitrale
mixture, mélange
mobile, mobile
modiolus, columelle
moist, humide
moisten, humecter
molality, molalité
molar teeth, molaires
molarity, molarité
molasses, mélasse
molding, modelage, moulage
mole, mole, môle
molecule, molécule
mongolism, mongolisme
monitoring, surveillance

monoamine oxidase inhibitor (MAOI), inhibiteur de la mono-amine oxydase (IMAO)
monoclonal, monoclonal
monocyte, monocyte
monocytosis, monocytose
monograph, monographie
monomania, idée fixe, obsession
mononeuritis, mononévrite
mononuclear, mononucléaire
mononucleosis, mononucléose
monoplegia, monoplégie
monopolar, unipolaire
monorchid, monorchide
monosaccharide, monosaccharide
mons pubis, mont de Vénus
mood, humeur, thymie
moody, lunatique
morbid, morbide
morbilli, rougeole
morbus, maladie
morgue, morgue
moribund, moribond
morning sickness, état nauséeux gravidique
moron, débile mental
morphea, sclérodermie circons-crite
morphine, morphine
morphology, morphologie
mortality, mortalité
mortuary, morgue
morula, morula
mosaic, mosaïque
mosquito net, moustiquaire
mossy fiber, fibre moussue
mother, mère
mothering, maternage
motility, motilité
motion, mobilité, mouvement
  – sickness, mal des transports
motor, moteur
  – brain cripple, infirme moteur cérébral
  – end plate, plaque motrice
  – unit, unité motrice

mottling, tacheture
mould, moisissure
mountain sickness, mal des montagnes
mounting, montage
mourning, deuil
mouth, bouche
  – piece, embout buccal
  – -to-mouth, bouche-à-bouche
mouthfull, bouchée
movement, mouvement
MRI, IRM
mucilage, mucilage
mucin, mucine
mucocele, mucocèle
mucoid, mucoïde
mucolytic, fluidifiant
mucopurulent, mucopurulent
mucosa, muqueuse
mucous, muqueux
  – cell membrane, muqueuse
mucoviscidosis, mucoviscidose
mucus, mucus
mud, boue
multigravida, multigeste
multilocular, multiloculaire
multipara, multipare
multiple, multiple
  – drug addiction, polytoxico-manie
  – drug treatment, polychimio-thérapie
  – factor analysis, analyse facto-rielle
  – injuries, polytraumatisme
  – pregnancy, grossesse multiple
  – sclerosis, sclérose en plaque
mumbling, mâchonnement
mumps, oreillons, ourlien
murmur, murmure, souffle
muscle, muscle
  – weakness, déficit musculaire
muscular, musculaire
  – atrophy, amyotrophie
  – dystrophy, dystrophie muscu-laire progressive

mustard plaster, sinapisme
mutagen, mutagène
mutant, mutant
mutation, mutation
mute, muet
mutilation, mutilation
mutism, mutisme, mutité
myalgia, myalgie
myasthenia, myasthénie
 – **gravis**, myasthénie
mycetoma, mycétome
mycosis, mycose, mycosis
mycotoxin, mycotoxine
mydriasis, mydriase
myelin, myéline
myelitis, myélite
myelocele, myéloméningocèle
myelocyte, myélocyte
myelogram, myélogramme
myeloid, myéloïde
myeloma, myélome
myelomatosis, myélomatose
myelopathy, myélopathie
myelosclerosis, myélosclérose
myocardial, myocardique
 – **infarction**, infarctus myocardique
myocarditis, myocardite
myocardium, myocarde

myofibril, myofibrille
myogenic, myogène
myoglobin, myoglobine
myoma, myome
myomectomy, myomectomie
myometrium, myomètre
myopathy, myopathie
myope, myope
myopia, myopie
myosarcoma, myosarcome
myosin, myosine
myosis, myosis
myositis, myosite
 – **ossificans**, myosite ossifiante
myotatic reflex, réflexe myotatique
myotic, myotique
myotomy, myotomie
myotony, myotonie
 – **dystrophica**, maladie de Steinert
myringa, membrane du tympan
myringitis, tympanite
myringoplasty, myringoplastie
myringotomy, paracentèse tympanique
myxedema, myxœdème
myxoma, myxome
myxosarcoma, myxosarcome

N

nagging, persistant
nail, clou, ongle
nail-plate fixation, ostéosynthèse par clou-plaque
nailing, enclouage
naked, nu
name, nom
nanism, nanisme
nanous, nain
nap, sieste
nape, nuque
napkinrash, érythème fessier
narcissism, narcissisme
narcoanalysis, narcoanalyse
narcolepsy, narcolepsie
narcosis, narcose
narcotic, narcotique, stupéfiant
nares, narines
narrowing, sténose
nasal, nasal
nasogastric tube, sonde naso-œsophagienne
nasolacrimal, nasolacrymal
nasopharyngeal, rhinopharyngien
nasopharynx, nasopharynx
natality, natalité
nates, fesses
natural childbirth, accouchement naturel
nausea, nausée
nauseant, nauséabond
navel, nombril, ombilic
navicular, naviculaire
    – bone, os scaphoïde
near, proche
near-sight, myopie
nebula, néphélion, taie

nebulizer, vaporisateur
neck, cou, nuque
    – of tooth, collet de la dent
necropsy, nécropsie
necrosed, nécrosé
necrosis, nécrose
necrotic, nécrotique
need, besoin
needle, aiguille
    – biopsy, ponction-biopsie à l'aiguille
    – holder, porte-aiguille
needling, discision
negation, dénégation
negative, négatif
negativism, négativisme
negligence, négligence
nematode, nématode
neonatal, néonatal
neonate, nouveau-né
neoplasm, néoplasme
nephrectomy, néphrectomie
nephritis, néphrite
nephroblastome, néphroblastome
nephrocalcinosis, néphrocalcinose
nephrocapsulectomy, néphrocapsulectomie
nephrohydrosis, hydronéphrose
nephrolithiasis, lithiase rénale
nephrolithotomy, néphrolithotomie
nephroma, néphrome
nephron, néphron
nephropexy, néphropexie
nephroptosis, néphroptose
nephrosclerosis, néphrosclérose
nephrosis, néphrose
nephrostomy, néphrostomie
nephrotic, néphrotique
nephrotomy, néphrotomie
nephro-ureterectomy, néphro-urétérectomie
nerve, nerf, nerveux

nerve-block anesthesia, anesthésie par bloc nerveux
nervous, nerveux
– **breakdown**, dépression nerveuse
net, réseau
nettle rash, urticaire
network, réseau
neural, neural
neuralgia, névralgie
neurapraxia, neurapraxie
neurasthenia, neurasthénie
neurectomy, névrectomie
neurilemma, gaine de Schwann, neurilemme
neurinoma, neurinome
neuritis, névrite
neuroblast, neuroblaste
neuroblastoma, neuroblastome
neurodermatitis, névrodermite
neuroepithelium, neuro-épithélium
neurofibroma, neurofibrome
neurofibromatosis, neurofibromatose
neuroglia, névroglie
neuroglioma, gliome
neuroleptic, neuroleptique
neurologist, neurologue
neurology, neurologie
neuroma, névrome
neuromuscular junction, jonction neuromusculaire
neuron, neurone
neuropathic, neuropathique
neuropathy, neuropathie
neuroplasty, neuroplastie
neurorrhaphy, neurorraphie
neurosis, névrose
neurosurgery, neurochirurgie
neurosyphilis, neurosyphilis
neurotic, névrosé
neurotmesis, neurotmésis
neurotomy, neurotomie
neurotransmitter, neurotransmetteur

neutral, indifférent, neutre
neutropenia, neutropénie
neutrophil, neutrophile
nevus, nævus
newborn, nouveau-né
next, prochain
nicotine addiction, intoxication tabagique
nicotinic acid, acide nicotinique
nictation, clignotement
nidation, nidation
night, nuit
– **blindness**, héméralopie
– **light**, veilleuse
– **shift**, équipe de nuit
– **terror**, terreur nocturne
– **watch**, garde de nuit
nightmare, cauchemar
nigrescent, noirâtre
nigrities linguae, langue noire
nipple, mamelon
nit, lente
nitrogen, azote
nitrous oxide, protoxyde d'azote
NMR, RMN
nocturia, hypnurie, nycturie
nocturnal, nocturne
node, nœud, ganglion
nodule, nodosité, nodule
noise, bruit
norepinephrine, noradrénaline
normal, normal
normoblast, normoblaste
normocyte, normocyte
nose, nez
nosocomial infection, infection nosocomiale
nosology, nosologie
nosophobia, nosophobie
nostril, narine
notch, échancrure
notice, avis
notify, déclarer
noxious, nocif, nuisible
nucha, nuque
NSAI, AINS

nuclear, nucléaire
  – bag fiber, fibre à sac nucléaire
  – chain fiber, fibre à chaîne nucléaire
  – fallout, retombées radioactives
  – magnetic resonance (NMR), résonance magnétique nucléaire (RMN)
  – medecine, médecine nucléaire
nucleated, nucléé
nucleic acid, acide nucléique
nucleolus, nucléole
nucleoprotein, nucléoprotéine
nucleotid, nucléotide

nucleus, noyau
nulllipara, nullipare
number, chiffre, nombre
numbness, engourdissement
nummulated, nummulaire
nurse, infirmière
nursing, soins infirmiers
  – auxiliary, aide soignante
nutation, nutation
nutrient, aliment, nutriment
  – foramen, trou nourricier
nutriment, aliment
nutrition, nutrition
nyctalopia, héméralopie
nymphomania, nymphomanie
nystagmus, nystagmus

O

obesity, obésité
object, objet
objective, objectif
 – signs, signes physiques
oblique light, à jour frisant
obsession, obsession
obsolete, désuet
obstetric, obstétrical
obstetrician, accoucheur, obstétricien
obstetrics, obstétrique
obturator, obturateur
obtuse, émoussé
obvious, évident
occipital, occipital
occlusion, occlusion
occlusive dressing, pansement occlusif
occult blood, hémorragie occulte
occupation, profession
occupational, professionnel
 – disease, maladie professionnelle
 – injury, accident du travail
 – medicine, médecine du travail
 – therapy, ergothérapie
occurence, survenue
ocular, oculaire
oculist, oculiste
oculogyric, oculogyre
oculomotor nerve, nerf moteur oculomoteur commun
odd, bizarre
odontalgia, odontalgie
odontoid, odontoïde
odontology, odontologie
odontoma adamentinum, améloblastome dentifié
odor, odeur
off label drug, médicament expérimental
off peak hours, heures creuses
offense, délit
offensive breath, mauvaise haleine
office, bureau
offspring, progéniture
oil, huile
ointment, onguent, pommade
old age, vieillesse
older, patient âgé
olecranon, olécrâne
olfactory, olfactif
oligodendroglia, oligodendroglie
oligomenorrhea, oligoménorrhée
oligospermia, oligospermie
oligotrophia, oligotrophie
oliguria, oligurie
omentocele, épiplocèle
omentopexy, epiploopexie
omentum, épiploon
omphalitis, omphalite
omphalocele, omphalocèle
on all fours, à quatre pattes
on going, en cours
on hold, en attente
on line, connecté, en ligne
on off, intermittent
onset, début
onychia, onyxis
onychocryptosis, ongle incarné
onychogryphosis, onychogryphose
onychomycosis, onychomycose
oocyte, ovocyte
oogenesis, ovogenèse
oophorectomy, ovariectomie
oophoritis, oophorite
oophoron, ovaire
oophorosalpingectomy, ovariosalpingectomie
oozing, suintement

opacity, opacité
opaque, opaque
open, ouvert
opening, ouverture
operating system, système d'exploitation
   – suite, bloc opératoire
ophthalmia, ophtalmie
ophthalmic, ophtalmique
ophthalmologist, ophtalmologiste
ophthalmology, ophtalmologie
ophthalmoplegia, ophtalmoplégie
ophthalmoscope, ophtalmoscope
opiate, opiacé
opioid, opioïde
opisthotonos, opisthotonos
opium, opium
opponens, opposant
opportunistic, opportuniste
opsonin, opsonine
optic, optique
   – disk, papille optique
   – tract, bandelette optique
optician, opticien
optics, optique
optimum, optimal
optometry, optométrie
oral, buccal, oral
orbicular, orbiculaire
orbit, orbite
orbital, orbitaire
orchidectomy, orchidectomie
orchidopexy, orchidopexie
orchiepididymitis, orchiépididymite
orchis, testicule
orchitis, orchite
order, commande, ordre
ordinate, ordonnée
organ, organe
organic, organique
organism, micro-organisme, organisme
orgasm, orgasme

oriental sore, bouton d'Orient
orientation, orientation
orifice, orifice
origin, origine
ornithosis, ornithose
oropharynx, oropharynx
orphanvirus, virus orphelin
orthodontics, orthodontie
orthopedics, orthopédie
orthosis, orthèse
orthostatic, orthostatique
os, os
oscheal, scrotal
oscillating nystagmus, nystagmus pendulaire
oscillation, oscillation
osmolality, osmolalité
osmole, osmole
osmosis, osmose
osmotic, osmotique
   – fragility test, épreuve de la résistance globulaire
osseous, osseux
ossicle, osselet
ossification, ossification
osteitis, ostéite
ostensibly, en apparence
osteoarthritis, arthrose
osteoarthropathy, ostéo-arthropathie
osteoarthrosis, ostéo-arthrose
ostéoarthrotomy, ostéo-arthrotomie
osteoblast, ostéoblaste
osteochondral, ostéocartilagineux
osteochondritis, ostéochondrite
osteochondroma, ostéochondrome
osteoclasis, ostéoclasie
osteoclast, myéloplaxe, ostéoclaste
osteoclastoma, tumeur à myéloplaxes
osteocyte, ostéocyte
osteodystrophy, ostéodystrophie
osteogenesis, ostéogenèse

osteolytic, ostéolytique
osteomalacia, ostéomalacie
osteomyelitis, ostéomyélite
osteopathy, ostéopathie
osteopetrosis, ostéopétrose
osteophony, conduction osseuse
osteophyte, ostéophyte
osteoplastic, ostéoplastique
osteoporosis, ostéoporose
osteosarcoma, ostéosarcome
osteosclerosis, ostéosclérose
osteotome, ostéotome
osteotomy, ostéotomie
ostium, orifice
otalgia, otalgie
otitis, otite
otolith, otolithe
otology, otologie
otomycosis, otomycose
otorhinolaryngology, otorhinolaryngologie
otosclerosis, otosclérose
otoscope, otoscope
ototoxic, ototoxique
outbreak, éclosion, épidémie,
  flambée
outcome, évolution, issue, évolution
outdated, périmé
outer ear, oreille externe
outfit, équipement
outflow, débit
outgrowth, excroissance
outline, contour, schéma
outlook, perspectives, pronostic
outpatient, malade ambulatoire
output, débit, produit, rendement
outreach center, centre d'accueil
  médicosocial
outspread, étendu
outweigh, dépasser
ovariectomy, ovariectomie
ovariotomy, ovariotomie
ovaritis, ovarite
ovary, ovaire
over, terminé, pendant

**– the counter preparation
(OTC)**, médicament conseil, en
vente libre
overactivity, suractivité
overage, excédent
overall, global
overcompensation, surcompensation
overconsumption, surconsommation
overdiagnosis, diagnostic par excès
overdosage, surdosage
overdose, surdose
overextension, hyperextension
overfeeding, suralimentation
overflow, débordement
overgrowth, hypertrophie
overlap, chevauchement
overlay, élément surajouté
overloading, surcharge
overlook, négliger
overshoot, dépassement
overstrain, surmenage
overstress, surmenage
overt, patent, manifeste
overweight, obèsité
overview, vue d'ensemble
overworked, surmené
oviduct, oviducte
ovulation, ovulation
ovule, ovule
ovum, œuf
owing to, en raison de
own, propre
oxaluria, oxalurie
oxidation, oxydation
oximeter, oxymètre
oxycephaly, oxycéphalie
oxygen, oxygène
  – tent, tente à oxygène
  – therapy, oxygénothérapie
  – uptake, consommation d'oxygène
oxygenation, oxygénation
oxyhemoglobin, oxyhémoglobine
oxyntic cell, cellule bordante

oxytocic, ocytocique
oxytocin, ocytocine
oxyuriase, oxyurose

ozena, ozène
ozone, ozone

P

pace, allure, pas, rythme
pacemaker, nœud sinusal, stimulateur
pachydermia, pachydermie
pachymeningitis, pachyméningite
pacing, entraînement électrosystolique
pack, enveloppement, tamponnement
package, colis, paquet
package deal, forfait
packaging, emballage, conditionnement
packet insert, notice
pad, compresse, coussinet
page setup, mise en page
pain, algie, douleur
painless child-birth, accouchement sans douleur
pain-relieving, analgésique
painful, douloureux
painting, badigeonnage
pairing, appariement
palate, palais
palatoplegia, paralysie du voile du
   palais
palliative, palliatif
pallidectomy, pallidectomie
pallor, pâleur
palm, palmier, paume
palmar, palmaire
palpation, palpation
palpebra, paupière
palpitation, palpitation
palsy, paralysie
paludism, paludisme

pamper, dorloter
pan, bac, cuvette
panarthritis, panarthrite
pancarditis, pancardite
pancreas, pancréas
pancreatectomy, pancréatectomie
pancreatin, pancréatine
pancreatitis, pancréatite
pancreozymine, pancréozymine
pandemic, pandémique
panel, série, tableau
pang, douleur vive
panhypopituitarism, panhypopituitarisme
panic attack, attaque panique
panniculitis, hypodermite
panophthalmia, panophtalmie
panotitis, otite généralisée
papilla, papille
papilledema, œdème papillaire
papillitis, papillite
papilloma, papillome
papule, papule
para-aminobenzoic acid (PABA),
   acide para-aminobenzoïque
   (PABA)
para-aminohippuric acid (PAH),
   acide para-aminohippurique
   (PAH)
paracentesis, paracentèse
paracusia, paracousie
parainfluenza, paragrippal
paralysis, paralysie
   – agitans, maladie de Parkinson
paralytic, paralytique
paramedian, paramédian
paramedical, paramédical
parametritis, paramétrite
parametrium, paramètre
paramnesia, paramnésie
paramount, capital
paranasal, paranasal
   – sinus, sinus de la face
paranoia, paranoïa
paranoid, paranoïde

paraphimosis, paraphimosis
paraplegia, paraplégie
parapraxis, acte manqué
pararectal, pararectal
parasite, parasite
parasiticide, parasiticide
parasympathic, parasympathique
parathormone, parathormone
parathyroid, parathyroïde
paratyphoid, paratyphoïde
paravertebral, paravertébral
parenchyma, parenchyme
parenteral, parentéral
paresis, parésie
paresthesia, paresthésie
parietal, pariétal
  – cell, cellule bordante
parietes, parois
parity, parité
paronychia, paronychie
parosmia, parosmie
parotid, parotide
parotiditis, parotidite
paroxysm, accès, paroxysme
paroxysmal, paroxystique
parthenogenesis, parthénogenèse
part, partie
particle, particule
parting, séparation
partition, cloisonnement
parturition, accouchement, parturition
passive, passif
password, mot de passe
past history, antécédents
paste, coller
  – special-, collage spécial
pasteurization, pasteurisation
pastiness, empâtement
patch, morceau, pièce
  – test, percutiréaction, test percutané
patella, rotule
  – impact, choc rotulien
patellectomy, patellectomie

patency, liberté, perméabilité
patent, brevet
  – ductus arteriosus, canal artériel systémique
  – foramen ovale, perméabilité du foramen ovale
pathogenesis, pathogénie
pathogenic, pathogène
pathognomonic, pathognomonique
pathological, anatomopathologique
pathology, anatomie pathologique, pathologie
pathophobia, pathophobie
pathway, voie
patient, malade, patient
  – chart, dossier de soin
pattern, modèle, schéma
patulous, distendu, ouvert
peak, maximum, pic
peakflow, débit de pointe
pectin, pectine
pectineal ligament, ligament de Cooper
pectoral, pectoral
  – limb, membre supérieur
pectus, thorax
pediatrician, pédiatre
pediatrics, pédiatrie
pedicle, pédicule
pediculated, pédiculé
pediculosis, pédiculose, phtiriase
peduncle, pédoncule
peeling, desquamation
peer, pair
  – to peer, point à point
pegging, enclouage
pellagra, pellagre
pellet, pastille
pellicle, pellicule
pelvic, pelvien
pelvimetry, pelvimétrie
pelvis, bassin
pemphigus, pemphigus
pendular, pendulaire

pendulous, pendant
penetration, pénétration
penicillin, pénicilline
penis, pénis, verge
pensioner, retraité
pentose, pentose
pentosuria, pentosurie
pepsin, pepsine
peptic, peptique
 – **ulcer**, ulcère gastro-duodénal
peptide, peptide
perception, perception
percussion, percussion
perforation, perforation
perform, réaliser
permormance, rendement
perfusion, perfusion
periaqueducal gray matter, substance grise périaqueducale
periarteritis, périartérite
 – **nodosa**, périartérite noueuse
periarthritis, périarthrite
pericardial, péricardique
pericarditis, péricardite
pericardium, péricarde
perichondritis, périchondrite
perichondrium, périchondre
pericolitis, péricolite
pericorneal ring, anneau de Kayser-Fleicher
pericoronal flap, capuchon muqueux
perilymph, périlymphe
perimeter, périmètre
perinatalogy, médecine périnatale
perineal, périnéal
perineorraphy, périnéorraphie
perinephric, périnéphrétique
perineum, périnée
perineurium, périnèvre
period, période
periodic syndrome, maladie périodique
periodontal disease, parodontopathie
periosteal, périostique

periosteum, périoste
periostitis, périostite
peripheral, périphérique
periproctitis, périrectite
peristalsis, péristaltisme
peritomy, péritomie
peritoneal, péritonéal
peritoneum, péritoine
peritonitis, péritonite
peritonsillar, périamygdalien
periurethral, périurétral
permanent teeth, dents permanentes
permeability coefficient, coefficient de perméabilité
permissiveness, laxisme
pernicious, pernicieux
pernio, engelures
peroneal, péronier
 – **atrophy**, maladie de Charcot-Marie
perseveration, persévération
personality, personnalité
perspiration, perspiration
pertussis, coqueluche
pes, pied
 – **cavus**, pied creux
 – **valgus**, pied plat
pessary, pessaire
pest, nuisible
pet, animal familier
PET scan, tomographie par émission de positons
petechia, pétéchie
petrissage, pétrissage
petrous, pétreux
 – **bone**, rocher
pH, pH
phage typing, lysotypie
phagocyte, phagocyte
phagocytosis, phagocytose
phalange, phalange
phallic phase, stade phallique
phantom limb, membre fantôme
pharmacist, pharmacien

pharmacogenetics, pharmacogénétique
pharmacokinetics, pharmacocinétique
pharmacology, pharmacologie
pharmacy, pharmacie
pharyngeal, pharyngé
 – **pouch**, poche pharyngée
pharyngectomy, pharyngectomie
pharyngitis, pharyngite
pharyngolaryngectomy, pharyngo-laryngectomie
pharyngoplasty, pharyngoplastie
pharyngotomy, pharyngotomie
pharyngotympanic tube, trompe
d'Eustache
pharynx, pharynx
phase-contrast microscope,
microscope à contraste de phase
phenol red test, épreuve à la phénol sulfone phtaléine
phenotype, phénotype
phenylketonuria, phénylcétonurie
phlebectomy, phlébectomie
phlebitis, phlébite
phlebothrombosis, thrombophlébite
phlebotonic, veinotonique
phlegmasia, phlegmatia
 – **alba dolens**, phlegmatia alba
dolens
phlyctenular, phlycténulaire
phobia, phobie
phonation, phonation
phoniatrics, phoniatrie
phonocardiogram, phonocardiogramme
phonocardiograph, phonocardiographe
phosphate, phosphate
phosphaturia, phosphaturie
phospholipid, phospholipide
phosphonecrosis, phosphonécrose
photobiology, photobiologie

photochimiotherapy, photochimiothérapie
photophobia, photophobie
photosensitization, photosensibilisation
phrenic, diaphragmatique, phrénique
phrenicectomy, phrénicectomie
phrenoplegia, paralysie diaphragmatique
physiatrics, physiothérapie
physical science, sciences physiques
physician, médecin
physicist, physicien
physiological saline, sérum salé
physiologique
physiology, physiologie
physiotherapy, kinésithérapie
physique, état physique
phytic acid, acide phytique
pia mater, pie-mère
pica, pica
pick up, capteur
picture, cliché, dessin, image
piddle, faire pipi
pigeon chest, thorax en carène
pigment, pigment
pigmentation, pigmentation
piles, hémorroïdes
pill, pillule
pilonidal cyst, sinus pilonidal
pilosis, hirsutisme
pimple, bouton
pin, broche, clou, épingle
pineal gland, épiphyse
pinguecula, pinguécula
pink disease, acrodynie
pinning, embrochage
pinocytosis, pinocytose
pinprick, piqûre d'épingle
pinworm, oxyure
pipet, pipette
pit, fossette, creux
pitch, hauteur d'un son
pituitary gland, hypophyse

pityriasis rosea, pityriasis rosé de Gibert
placenta, placenta
 – **praevia**, placenta praevia
placental, placentaire
 – **barrier**, barrière placentaire
 – **birth**, délivrance
plagiocephaly, plagiocéphalie
plague, peste
plain, simple
planning, planification
plant, installation industrielle
plantar, plantaire
 – **fibromatosis**, maladie de Ledderhose
 – **wart**, verrue plantaire
plasma, plasma
 – **cell**, plasmocyte
 – **exchange**, plasmaphérèse
plasmacytosis, plasmocytose
plasmapheresis, plasmaphérèse
plaster, plâtre
plastic, plastique
plate, cliché, plaque, assiette
platelet, plaquette, thrombocyte
 – **clumping**, agrégation plaquettaire
 – **suppressive agent**, antiagrégant plaquettaire
pledget, tampon d'ouate
pleomorphism, pléomorphisme
plethora, pléthore
plethysmograph, pléthysmographe
pleura, plèvre
 – **cervical-**, dôme pleural
pleural effusion, pleurésie
pleurisy, pleurésie
plexus, plexus
plica, plicature, repli
plight, état critique
plug, bouchon, branchement, prise, tampon
plumbism, saturnisme
pneumatocele, pneumatocèle
pneumaturia, pneumaturie

pneumococcus, pneumocoque
pneumoconosis, pneumoconiose
pneumonectomy, pneumonectomie
pneumonia, pneumonie
pneumopathy, pneumopathie
pneumoperitoneum, pneumopéritoine
pneumothorax, pneumothorax
pock, pustule
poikilocytosis, poïkilocytose
point, point
pointing out, désignation
poison, poison
polar body, globule polaire
policy, ligne de conduite
polioencephalitis, polioencéphalite
poliomyelitis, poliomyélite
pollution, pollution
polyarteritis nodosa, périartérite noueuse
polyarthritis, polyarthrite
polychondritis, polychondrite
polycystic, polykystique
polycythemia, polyglobulie
 – **vera**, maladie de Vaquez
polydactyly, polydactylie
polydipsia, polydipsie
polygon of support, polygone de sustentation
polymenorrhea, polyménorrhée
polymorphism, polymorphisme
polymyositis, polymyosite
polyneuritis, polynévrite
polyneuropathy, polyneuropathie
polyopia, polyopie
polyposis, polypose
polypus, polype
polysaccharide, polysaccharide
polysialia, ptyalisme, sialorrhée
polyuria, polyurie
pomade, pommade
pompholyx, dyshidrose
pons, protubérance annulaire
pontine, protubérantiel

pooh, caca
pool, réservoir
popliteal, poplité
pore, pore, trou
porphyria, porphyrie
porphyrin, porphyrine
portal, porte
position, position, posture
positive, positif
posology, posologie
postabortal, post-abortum
posterior columms, voies cordonales postérieures
posterior chamber of eye, chambre postérieure de l'œil
post-gastrectomy syndrome, syndrome carentiel des gastrectomisés
postinfectious, post-infectieux
postmaturity, grossesse prolongée
postmortem changes, phénomènes cadavériques
postpartum psychosis, psychose puerpérale
postpone, différer
postponing, ajournement
post-term pregnancy, grossesse prolongée
postural, postural
postvaccinal, postvaccinal
postvoiding, post-mictionnel
potency, dilution, puissance
potential, potentiel
pouch, bourse, poche
pound, livre (0,453 kg)
pounding, martelage
pour, verser
powder, poudre
power, puissance
 – **cut**, coupure de courant
 – **output**, puissance
powerful, puissant
pox, vérole
practice, clientèle, exercice

practitioner, médecin, praticien
prattle, babil
preauricular, préauriculaire
precancerous, précancéreux
precipitin, précipitine
precocious, précoce
precordialgia, précordialgie
precordium, précordium
pregnancy, grossesse
pregnant, enceinte
prejudice, préjugé
premarital certificate, certificat prénuptial
premature, prématuré
prematurity, prématurité
premenstrual, prémenstruel
premolar, prémolaire
prenatal, prénatal
 – **care**, hygiène de la grossesse
prepuce, prépuce
prerequesite, prérequis
presbyacusia, presbyacousie
presbyophrenia, presbyophrénie
presbyopia, presbytie
prescription, ordonnance
presentation, présentation
presenting symptom, symptôme révélateur
presently, tout à l'heure
pressor amines, amines pressives
pressor point, point de pression
pressure, pression
 – **reducer**, détendeur
 – **sore**, escarre de pression
presystole, présystole
prevent, éviter
previous state, état antérieur
priapism, priapisme
prick, piqûre d'insecte
prickle-cell layer, couche de cellules à épines
prickly heat, bourbouille
primary, primaire
prime, apogée, sensibiliser
primipara, primipare

print, imprimer, empreinte
 – **preview**, aperçu avant impression
printer, imprimante
prior, antérieur
privacy, vie privée
probe, enquête, sonde, stylet
procedure, modalité
process, apophyse, procédé, processus
processing, traitement
procidentia, procidence, prolapsus
proconvulsant, épileptogène
proctalgia, proctalgie
proctectomy, proctectomie
proctitis, rectite
proctocele, proctocèle
proctoscopy, proctoscopie
prodromal period, période prodromique
product, produit
progeny, progéniture
progeria, progérie
progesterone, progestérone
proglottis, proglottis
prognosis, pronostic
progress, avancement, évolution
progressive, évolutif, progressif
projection, projection
prolactine, prolactine
prolapse, procidence, prolapsus
prolapsed disc, hernie discale
promonocyte, monoblaste
promontory, promontoire
pronation, pronation
prone, procubitus
proneness, prédisposition
proof, preuve, épreuve
propellent, pulseur
propensity, tendance
proper, adéquat, propre
prophylaxis, prophylaxie
proprietary name, dénomination commerciale
proprioceptor, propriocepteur

proptosis oculi, protrusion oculaire
prostacyclin, prostacycline
prostaglandin, prostaglandine
prostate, prostate
prostatectomy, prostatectomie
prosthesis, prothèse
prostration, prostration
protein, protéine
proteinuria, protéinurie
proteolysis, protéolyse
prothrombin, prothrombine
protoplasm, protoplasme
prototype, prototype
protozoa, protozoaire
protuberance, éminence
prove, prouver
provide, fournir
provided that, pourvu que
provitamin, provitamine
proximal, proximal
pruritus, prurit
pseudarthrosis, pseudarthrose
pseudobulbar palsy, paralysie pseudobulbaire
pseudomnesia, déjà-vu
pseudopod, pseudopode
psittacosis, psittacose
psoitis, psoïtis
psoriasis, psoriasis
psychasthenia, psychasthénie
psyche, esprit, psychisme
psychiatry, psychiatrie
psychic apparatus, appareil psychique
psychogenic, psychogène
psychological dependance, psychodépendance
psychologist, psychologue
psychology, psychologie
psychoneurosis, psychonévrose
psychopath, psychopathe
psychopathology, psychopathologie
psychosis, psychose
psychosomatic, psychosomatique

psychotherapy, psychothérapie
pterigium, ptérigion
ptosis, ptose, ptosis
ptyalin, ptyaline
ptyalism, ptyalisme
puberty, puberté
pubis, pubis
pudendal, honteux
pudendum muliebre, vulve
puerpera, accouchée
puerperium, puerpéralité
puff, bouffée
puffed, essoufflé
puffiness, bouffissure
pull, tirer
pulmonary, pulmonaire
  – **stenosis**, rétrécissement pulmonaire
  – **trunk**, artère pulmonaire
pulp, pulpe
pulpitis, pulpite
pulsation, pulsation
pulse, pouls
pulsus alternans, pouls alternant
pump, pompe
puncture, piqûre, ponction
pupil, pupille
purchase, achat
purpose, but, objet

purpura, purpura
purring, cataire
purulent, purulent, suppuré
pus, pus
pustula maligna, charbon
pustule, pustule
putrefaction, putréfaction
pyelitis, pyélite
pyelography, pyélographie
pyelolithotomy, pyélolithotomie
pyemia, septicémie
pyknic, pycnique
pyknosis, pycnose
pyloric, pylorique
pyloroplasty, pyloroplastie
pylorus, pylore
pyoderma, pyodermite
pyogenic, pyogène
pyometra, pyométrie
pyonephrosis, pyonéphrose
pyorrhea, pyorrhée
pyosalpinx, pyosalpinx
pyramidal, pyramidal
pyramide, pyramide
pyrexia, fièvre
pyridoxin, pyridoxine
pyrogen, pyrogène
pyrosis, pyrosis
pyuria, pyurie

Q

Q fever, fièvre Q
quack, charlatan
quadrate, carré
quadriceps, quadriceps
quadrigemina bodies, tubercules
   quadrijumeaux
quadriplegia, tétraplégie
qualify, qualifier
   – as, obtenir un diplôme

– for, remplir les conditions
   pour
quality factor, facteur de qualité
quarantine, quarantaine
quartan fever, fièvre quarte
quaver, chevrottement
queer, étrange
quench, éteindre
querulousness, quérulence
quick, rapide
quiescent, dormant
quiet, calme
quinsy, angine phlegmoneuse
quite, entièrement
quiver, tremblement
quota, contingent
quote, citer
quotient, quotient

R

rabbeting, engrènement
rabies, rage
racemose, racémeux
rack, étagère
radial, radial
radiant energy, radiance
radiation, radiation, rayonnement
radical, radical
radiculitis, radiculite
radioactive, radioactif
   – isotope, isotope radioactif
radioactivity, radioactivité
radiobiology, radiobiologie
radioepithelitis, radiomucite
radiography, radiographie
radio-immunoassay, dosage radio-immunologique
radiologist, radiologiste
radiology, radiologie
radiosensitivity, radiosensibilité
radiotherapy, radiothérapie
radix, racine
rage, fureur
raise, élever
rale, râle
ramus, branche, rameau
random, au hasard
   – allocation, répartition aléatoire
   – variable, variable aléatoire
range, étendue, gamme, intervalle
ranula, grenouillette sublinguale
rape, viol
rapid eye movement (REM), mouvement oculaire rapide (MOR)
rash, exanthème, rash

rat bite fever, sodoku
rate, fréquence, taux, vitesse
rating, évaluation
   – scale, échelle d'appréciation
   – system, système de cotation
ratio, indice, rapport
rationalization, rationalisation
rattle, râle
raucous, rauque
rave, délirer
raw data, données brutes
ray, rayon
reach, atteinte, portée
reaction, réaction
reactive, réactif
   – depression, dépression réactionnelle
reactivity, réactivité
read out, affichage
readiness, disponibilité
reading, lecture
reagent, réactif
realignment, reposition
real time, temps réel
reappraisal, réévaluation
reassess, réévaluer
rebound, rebond
rebreathing, réinhalation de l'air expiré
recall, rappel
receptive field, champ récepteur
receptor, récepteur
recessive, récessus, fossette, récessif
rechallenge, réintroduction
reciprocal inhibition, inhibition réciproque
reclined position, décubitus
recognition, reconnaissance
recoil pressure, pression de rétraction élastique
recombination, recombinaison
reconstructive surgery, chirurgie réparatrice
record, enregistrement
recorder, enregistreur

recording, enregistrement
recovery, guérison
recruitment, recrutement
rectal, rectal
 – digital examination, toucher rectal
rectocele, rectocèle
rectoscopy, rectoscopie
rectosigmoidectomy, rectosig- moïdectomie
rectovesical septum, aponévrose de Denonvilliers
rectus abdominis muscle, mus- cle grand droit
recumbent, couché, décubitus
recur, récidiver
recurrence, rechute, récurrence
recurrent laryngeal nerve, nerf récurrent
red blood cell, hématie
 – nucleus, noyau rouge
redness, rougeur
reduction, réduction
reference, référence
referred pain, douleur projetée
refinement, mise au point
reflex, réflexe
 – time, réflexogramme
reflux, reflux
refraction, réfraction
refractory phase, période réfrac- taire
refrigeration, réfrigération
refusal, refus
regard, estime
regardless, quelque soit
regards, amitié
regimen, régime
region, partie, région
regional, régional
register, enregistrer
regression, régression
regulation, régulation
regurgitation, régurgitation
rehabilitation, réadaptation, réé- ducation

reinforce, renforcer
rejection, rejet
relapse, rechute
relapsing fever, borreliose, fièvre récurrente
related, apparenté, en rapport avec
relation, contact, rapport
relationship, rapport, relation
relatives, parents
relaxant, décontracturant
relaxin, relaxine
release, libération, relargage
 – on the market, mis sur le marché
releasing hormone, hormone de libération
relevant, pertinent
reliability, sécurité, fiabilité
reliable, fiable
relief, soulagement
relieve, soulager
reluctance, réticence
rely, compter sur
REM sleep (REMS), sommeil paradoxal (SP)
remain, rester
remembrance, souvenir
remission, rémission
remittent fever, fièvre rémittente
remote, à distance
 – control, télécommande
removal, ablation, enlèvement, retrait
renal, rénal
 – adenocarcinoma, néphrocar- cinome
 – calculus, lithiase rénale
 – colic, colique néphrétique
 – disease, néphropathie
 – failure, insuffisance rénale
 – impairement, insuffisance rénale
 – pelvis, bassinet
 – threshold, seuil rénal
 – tubular acidosis, acidose tubulaire rénale

renin, rénine
repair, réparation
reparative surgery, chirurgie correctrice
repeat, répétition
repellent, répulsif
replacement, remplacement
– therapy, traitement substitutif
report, compte-rendu, rapport
reported, déclaré
repression, refoulement, répression
reproduction, reproduction
require, nécessiter
requirement, besoin, exigence,
nécessité
rescue, sauvetage
research, recherche
researcher, chercheur
resection, résection
resectoscope, résecteur
reset, remise à zéro
residual, résiduel
– urine, résidu vésical
– volume (RV), volume résiduel
(VR)
residue, résidu vésical
resilient nystagmus, nystagmus à
ressort
resin, résine
resistance, résistance
resistant rickets, rachitisme vitaminorésistant
resolution, résolution
resolvant, résolutif
resonance, résonance
resort, ressource
respiration, respiration
respirator, respirateur
respiratory, respiratoire
– distress syndrome, syndrome de détresse respiratoire
response, réaction, réponse
responsible, responsable
responsive, sensible
rest, repos

restate, reformuler
resting potential, potentiel de
repos
restless legs, jambes sans repos
restlessness, instabilité psychomotrice
resume, reprendre
resumption of menses, retour
de couches
resuscitation, réanimation
retain, conserver
retardation, retard
retching, haut-le-cœur
rete, réseau
retention, rétention
reticular, réticulaire, réticulé
reticulate, réticulé
reticulocyte, réticulocyte
reticulocytosis, réticulocytose
reticuloendothelial, réticulo-
endothélial
réticulosis, réticulose
reticulum cell sarcoma, réticulosarcome
retina, rétine
retinal detachment, décollement
de rétine
retinitis, rétinite
retinoblastoma, rétinoblastome
retinopathy, rétinopathie
retired, retraité
retirement, retraite
retort, cornue
retraction, rétraction
retractor, écarteur
retraining, recyclage
retrobulbar optic neuritis,
névrite optique rétrobulbaire
retroflexed uterus, utérus rétrofléchi
retrograde, rétrograde
retroperitoneal, rétropéritonéal
retropharyngeal, rétropharyngé
return, retour
reuptake, recaptation
reversal, renversement

reverse, inverse
review, analyse, synthèse, revue
  – **article**, article de synthèse
  – **panel**, comité de relecture
reward, récompense
rhagade, rhagade
rheumatic, rhumatismal
  – **fever**, rhumatisme articulaire aigu
  – **heart disease**, cardiopathie rhumatismale
rheumatism, rhumatisme
rheumatoid arthritis, polyarthrite rhumatoïde
rhinitis, rhinite
rhinoplasty, rhinoplastie
rhinorrhea, rhinorrhée
rhinoscopy, rhinoscopie
rhizotomy, radicotomie
rhodopsin, pourpre rétinien
rhomboid, rhomboïde
rhonchus, ronchus
rhythm, rythme
rib, côte
  – **cage**, cage thoracique
ribbon, ruban
riboflavin, vitamine B2
ribonuclease, ribonucléase
ribonucleic acid (RNA), acide ribonucléique (ARN)
ribosomal RNA, ARN ribosomal
rickets, rachitisme
rickettsia, rickettsie
ridge, crête
right, droit
rightly or wrongly, à tort ou à raison
rigidity, rigidité
rigor mortis, rigidité cadavérique
ring, anneau
  – **finger**, annulaire
ringworm, dermatophytose, teigne
ripeness, maturité

rise, ascension
risk, risque
  – **benefit ratio**, rapport bénéfices/risques
risus sardonicus, rictus sardonique
road, route
  – **casualty**, accidenté de la route
  – **traffic accident**, accident de la voie publique
  – **safety**, sécurité routière
rocking, balancement
rod, bâtonnet
rodent, rongeur
roding, enclouage
Roentgen, Roentgen
roof, toit, voûte
room, chambre, pièce
root, racine
rope, corde
roseola, roséole
rotation, rotation
rotator cuff, coiffe des rotateurs
rough, approximatif, rugueux
roughly, approximativement
round, rond, tournée
  – **ligament**, ligament rond
route, voie d'administration
routine, systématique
rub, frottement
  – **down**, frictionner
rubber, caoutchouc
rubefacient, rubéfiant
rubella, rubéole
rude, grossier
rugine, rugine
rule, règle
ruling out, excluant
run around, tourniole
running suture, surjet
rupia, rupia
rupture, hernie, rupture
rye smut, ergot de seigle

sodium chloride, chlorure de sodium
soft, doux, mou
  – **radiation**, rayonnement mou
softening, adoucissement
software, logiciel
soil, sol, souiller, terre
solar plexus, plexus solaire
sole, plante du pied
soleus muscle, muscle soléaire
solid, solide
solution, solution
solvent, solvant
somatic, somatique
something, quelque chose
somnambulism, somnambulisme
soot, suie
soothe, calmer
sophisticated, perfectionné
soporific, soporifique
sore, douloureux, lésion, plaie, bouton
  – **ear**, otite
  – **throat**, angine
sorrow, peine
soul, âme
sound, sain, son, sonde
sour, acide, aigre
source, source
space, espace
span, portée
sparing, économe
spark, étincelle
sparse, rare
spasm, spasme
spasmolytic, spasmolytique
spastic, spastique
spasticity, spasticité
spatula, spatule
species, espèce
specific, spécifique
specimen, échantillon, spécimen
spectacles, lunettes
spectrometry, spectrométrie
spectroscope, spectroscope
spectrum, spectre

speculum, spéculum
speech, langage, discours
  – **center**, centre du langage
  – **therapist**, orthophoniste
speed, vitesse
spell, accès, crise
sperm, sperme
spermatic cord, cordon spermatique
spermatocele, spermatocèle
spermatogenesis, spermatogénèse
spermatozoon, spermatozoïde
spermicide, spermicide
sphenoid, cunéiforme
sphenoidal sinus, sinus sphénoïdal
spherocyte, sphérocyte
spherocytosis, maladie de Minkowski-Chauffard
sphincterotomy, sphinctérotomie
sphygmograph, sphygmographe
sphygmomanometer, sphygmomanomètre
spica, spica
spicule, spicule
spider, araignée
  – **nevus**, angiome stellaire
spike, pic, pointe
  – **and wave**, complexe pointe-onde
spillage, déversement
spina, épine
spinal, spinal
  – **bulb**, bulbe rachidien
  – **cord**, moelle épinière
  – **ganglion**, ganglion spinal
  – **muscular atrophy**, amyotrophie spinale
  – **nerve**, nerf rachidien
  – **reflex**, réflexe médullaire
  – **shock**, sidération médullaire
spindle, fuseau
spine, colonne vertébrale, rachis
  – **of vertebra**, apophyse épineuse

spirograph, spirographe
spirometer, spiromètre
splanchnic nerves, nerfs splanch-
niques
spleen, rate
splenectomy, splénectomie
splenic, splénique
splenomegaly, splénomégalie
splint, attelle, gouttière
splinter, éclat, esquille
split brain, déconnexion interhé-
misphérique
splitting, clivage, dédoublement
spoiled, avarié, gâté
spondyle, vertèbre
spondylitis, spondylite
spondylolisthesis, spondylolisthésis
spondylolysis, spondylolyse
sponge, éponge
spongiosis, spongiose
sponsor, financer
spontaneous, spontané
spoon, cuillère
spoonful, cuillérée
sporadic, sporadique
sporotrichosis, sporotrichose
sport, sport
spot, tache
spotted fever, fièvre éruptive
sprain, entorse
spray, aérosol, pulvérisation
spread, dissémination, propagation
spreadsheet, feuille de calcul
spring, ressort, printemps
spur, éperon
sputum, expectoration, crachat
squama, écaille, squame
squamous, squameux
square, carré
    – root, racine carrée
squash, écrasement
squeeze, comprimer
squid, calmar
squint, strabisme

squirm, se tortiller
squirt, gicler
stab wound, plaie par arme blanche
stacking, empilement
staff, personnel d'encadrement
stage, étape, stade
staggering, titubant
stain, colorant
staining, coloration
stainless, inoxydable
staircase, escalier
stalk, tige
stamina, vigueur
stammering, bégaiement
standard, étalon, norme
    – deviation, écart-type
    – error, erreur-type
stand-by mode, mode veille
standing, debout
stapedectomy, stapédectomie
stapedius muscle, muscle de
l'étrier
stapes, étrier
staphyloma, staphylome
staphylorrhaphy, staphylorraphie
star, étoile, stellaire
starch, amidon
starp, sangle
start, début, démarrer
startling, sursaut nocturne
starvation, famine
starved, affamé
stasis, stase
state, état
statement, affirmation
static, statique
station, gare
statistics, statistiques
stature, taille
status, état, état de mal
stay, séjour
steady, ferme, solide
    – state, état d'équilibre
steal, détournement, vol
steatoma, stéatome

steatorrhea, stéatorrhée
steatosis, stéatose
steel, acier
stellate ganglion, ganglion stellaire
stem, souche, tige
stenosis, rétrécissement, sténose
step, étape, marche, pas
 – ladder, escabeau
stercobilin, stercobiline
stercolith, fécalome
stereognosis, stéréognosie
sterile, stérile
sterility, stérilité
sterilization, stérilisation
sternal, sternal
sternomastoid muscle, muscle sternocléido-mastoïdien
steroid, stéroïde
sterol, stérol
stethoscope, stéthoscope
stickiness, adhésivité
stiff, raide
stiff-neck, raideur de la nuque
stiffness, raideur
stigma, stigmate
stillbirth rate, mortinatalité
stillborn, mort-né
stimulant, stimulant
stimulation, stimulation
stimulus, stimulus
sting, dard, piqûre
stirrup, étrier
stitch, point, suture
 – in the side, point de côté
stocking, chaussette
stomach, estomac
 – pain, brûlure gastrique
stomatitis, stomatite
stone, calcul
stool, tabouret
stools, fèces, selles
storage, stockage
store, réserve
strabismus, strabisme

straight, droit
 – away, immédiatement
strain, déformation, effort, souche
strait, détroit
strait-jacket, camisole de force
strange, étranger
strangulation, étranglement
stratified, stratifié
stratum, couche
stream, courant
strength, force
strengthening, renforcement
stress, contrainte, insister, stress
 – fracture, fracture de fatigue
stretch reflex, réflexe myotatique
stretcher, civière, brancard
stretching, étirement
stria, strie
striae atrophicae, vergetures
striate body, corps strié
striated muscle fiber, fibre musculaire striée
stricture, striction
stride, enjambée
string, fibre, ficelle
strip, bande
stripping, éveinage
stroke, accident vasculaire cérébral, ictus
 – volume, volume d'éjection
stroma, stroma
strong, fort
structure, structure
struggle, lutte
study, étude
stuff, matière
stumble, trébucher
stump, moignon
stun, assomer
stupor, stupeur
stuttering, bégaiement
sty, orgelet
stylet, stylet
subacute, subaigu
subarachnoid, sous-arachnoïdien

subclavian, sous-clavier
 – steal syndrome, syndrome du vol de la sous-clavière
subcrepitant rale, râle sous-crépitant
subdural, sous-dural
 – hemorrhage, hémorragie sous-durale
subjacent, sous-jacent
subject, sujet
subjective, subjectif
subliminal, sous-liminaire
sublingual, sublingual
submaxillary, sous-maxillaire
submission, abandon
submucous, sous-muqueux
subnormal, subnormal
subphrenic, sous-diaphragmatique
subsidiary, filiale
substance, substance
substitute, produit de remplacement
substrate, substrat
subtotal, subtotal
subunit, sous-unité
success, réussite
succussion, succussion
sucking, succion
suckling, allaitement
sudamina, sudamina
sudden, subit
 – infant death syndrome, mort subite du nourrisson
suffer, souffrir
suffused, congestif
sugar, sucre
sugar-coated pill, dragée
suggestibility, suggestibilité
suicid, suicide
suit, costume, tenue
 – case, mallette
sulcus, sillon
sulfur, soufre
summary, résumé
sun, soleil

sunburn, coup de soleil
sun-tanned, bronzé
superciliary arch, arcade sourcillière
supercilium, sourcil
superfecundation, superfécondation
superior, supérieur
supination, supination
supplies, accesssoires
supply, apport, fourniture
support, étayer, soutien, support, support technique
suppository, suppositoire
suppression, suppression
suppuration, suppuration
supraorbital, susorbitaire
suprapubic, sus-pubien
sural, sural
surdose, surdosage
surface, surface
 – active, tensio-actif
surfactant, surfactant
surgeon, chirurgien
surgery, chirurgie
surgical, chirurgical
surrogate, intermédiaire
surrounding, environnant, environnement
survey, enquête
survival, survie
susceptibility, sensibilité
suspension, suspension
sustained, soutenu
 – release, libération prolongée
suture, suture
swab, écouvillon
swallow, gorgée
swallowing, avalement
swathe, bandage
sweat, sueur
sweep, balayage
sweetness, sucré, édulcorant
swelling, tuméfaction
swing, oscillation
switch, interrupteur

swollen, gonflé
sycosis, sycosis
symbiosis, symbiose
symmetry, symétrie
sympathectomy, sympathectomie
sympathetic nervous system,
  système nerveux sympathique
symphysis, symphyse
symptom, symptôme
  – free interval, période asymptomatique
symptomatology, symptomatologie
synapse, synapse
synarthrosis, synarthrose
synchondrosis, synchondrose
synchronization, synchronisation
syncope, syncope

syndrome, syndrome
synechia, synéchie
synergy, synergie
synopsis, résumé
synovectomy, synovectomie
synovial fluid, liquide synovial
synovitis, synovite
synthetic, synthétique
syphilide, syphilide
syphilis, syphilis
syringe, seringue
syringomyelia, syringomyélie
syrup, sirop
system, appareil, système
systemic, général, systémique
systole, systole
systolic, systolique

T

T test, test T de Student
tabes, tabès
table, table, tableau
tablespoon, cuillère à soupe
tablet, comprimé
tachycardia, tachycardie
tactile, tactile
taenia coli, bandelette longitudinale du côlon
tag, étiquette
tail, queue
talipes, pied-bot
  – calcaneus, pied-bot talus
  – equinus, pied-bot varus équin
talk, débat, discussion
talkative, prolixe
tall, grand
talus, astragale
tampon, tampon
tamponade, tamponade
tangible, palpable
tank, réservoir
tantrum, fureur
tap, ponction, robinet
tape, bande, enregistrer
  – mesure, toise
tapeworm, cestode, tænia
tapping, claquement
target, objectif
  – cell, cellule-cible
tarsal, tarsien
tarsalgia, tarsalgie
tarsectomy, tarsectomie
tarsoplasty, tarsoplastie
tarsorrhaphy, tarsorraphie
tarsus, tarse
tartar, tartre

task, tâche
taste, goût, saveur
  – bud, bourgeon du goût
taurocholic acid, acide taurocholique
taxinomy, taxinomie
teaspoon, cuillère à café
teaching, enseignement
team, équipe
tear, larme
tease, déchirer en lambeau
teat, mamelon
technique, technique
tectum, toit
  – mesencephali, lame quadrijumelle
teenage, adolescence
teeth, dents
tegument, tégument
tela, toile
telangiectasis, télangiectasie
telemetry, télémétrie
telepathy, télépathie
telltale, suggestif
temper, caractère, humeur
temperament, tempérament
temperature, température
temple, tempe
temporal, temporal
temporomandibular joint, articulation temporo-maxillaire
tender, sensible
tendinitis, tendinite
tendon, tendon
  – reflex, réflexe tendineux
tenesmus, ténesme
tennis elbow, épicondylite
tenoplasty, ténoplastie
tenorrhaphy, ténorraphie
tenosynovitis, ténosynovite
tenotomy, ténotomie
tensioactive, tensio-actif
tension, tension
tensor, tenseur
tent, tente
tentative, incertain

tenuous, ténu
tepid, tiède
teratogen, tératogène
teratoma, tératome
terebrant, térébrant
teres major muscle, muscle grand rond
terminally ill patient, patient en fin de vie
terminology, terminologie
tertian fever, fièvre tierce
tertiary, tertiaire
test, épreuve, test
 – glass, éprouvette
 – meal, repas d'épreuve
 – strip, bandelette diagnostique
 – tube baby, fécondation
testicle, testicule
testing, bilan
testis, testicule
testosterone, testostérone
tetanization, tétanisation
tetanus, tétanos
tetany, tétanie
tetracycline, tétracycline
tetradactylous, tétradactyle
tetraplegia, tétraplégie
thalamus, thalamus
thalassemia, thalassémie
thalassotherapy, thalassothérapie
thalidomide, thalidomide
thaw, dégel
theca, thèque
thecoma, thécome
thenar eminence, éminence thénar
theory, théorie
therapeutic, thérapeutique
 – safety margin, marge de sécurité thérapeutique
 – range, fourchette thérapeutique
therapeutics, thérapeutique
therapy, traitement
thermography, thermographie
thermolabile, thermolabile

thermometer, thermomètre
thermophilic, thermophile
thermostat, thermostat
thiamine, thiamine
thick filament, filament épais
thickness, épaisseur
thigh, cuisse
 – bone, fémur
thin, mince
thinking, pensée
thinness, maigreur
third, troisième
thirst, soif
thoracic, thoracique
thoracocentesis, thoracocentèse
thoracoplasty, thoracoplastie
thoracoscopy, thoracoscopie
thoracotomy, thoracotomie
thorough, approfondi
thoroughly, totalement
though, cependant
thought, pensée
threadworm, nématode
threat, menace
 – reflex, clignement réflexe
threonine, thréonine
threshold, seuil
thrill, frémissement
throat, gorge
throbbing, pulsatile
thrombectomy, thrombectomie
thrombin, thrombine
thromboangiitis, thromboangéite
thromboarteritis, thromboartérite
thrombocyte, thrombocyte
thrombocytopenia, thrombocytopénie
thrombokinase, thrombokinase
thrombolytic, thrombolytique
thrombopenia, thrombocytopénie
thrombophlebitis, thrombophlébite
thromboplastin, thromboplastine
thrombosis, thrombose

through fare channel, canal de communication
thrush, muguet
thumb, pouce
thymectomy, thymectomie
thymine, thymine
thymocyte, thymocyte
thymoma, thymome
thymus, thymus
thyroglossal cyst, kyste thyréo-glosse
thyroid, thyroïde
  – stimulating hormone (TSH), hormone thyréotrope (TSH)
thyroidectomy, thyroïdectomie
thyrotoxicosis, thyréotoxicose
thyrotrophin hormone (TSH), hormone thyréotrope (TSH)
thyroxine, thyroxine
tibia, tibia
tic, tic
tick, tique
  – bites, morsures de tique
tidal volume, volume courant
tidy, ordonné
tie, attache
tight, serré
  – junction, nexus
time, temps
  – lag, décalage
timing, chronométrage
tincture, teinture
tinea, teigne
tinnitus, acouphène
tiny, minuscule
tip, bout
tired, fatigué
tiredness, fatigue
tissue, tissu
titration, titrage
titre, titre
to and fro, de long en large
tocography, tocographie
tocopherol, tocophérol
toe, orteil
together, ensemble

tolerance, tolérance
tomography, tomographie
tone, ton, tonus
tongue, langue
tonic, tonique
tonometer, tonomètre
tonsil, amygdale
tonsillectomy, amygdalectomie
tonsillitis, amygdalite
tool, outil
tooth, dent
toothless, édenté
top of the line, haut de gamme
topic, sujet
topical, topique
topography, topographie
torn, déchiré
torpor, torpeur
torsion, torsion
  – spasm, spasme de torsion
torso, torse
torticollis, torticolis
touch, attouchement, tact, toucher
tough, dur, robuste
tourniquet, garrot
toxemia, toxémie
toxic, toxique
toxicology, toxicologie
toxicomonia, addiction
toxicosis, toxicose
toxin, toxine
toxoid, anatoxine
toxoplasmosis, toxoplasmose
trabecule, trabécule
trabeculotomy, trabéculotomie
trace element, oligo-élément
tracer, marqueur, traceur
trachea, trachée
tracheitis, trachéite
trachelorrhaphy, trachélorraphie
tracheobronchitis, trachéobron-chite
tracheostomy, trachéostomie
tracheotomy, trachéotomie
trachoma, trachome
track, piste

tract, faisceau, tractus, voie
traction, traction
tragus, tragus
train, s'entraîner
training, entraînement, formation
trait, trait
trance, hypnose, transe
tranquilizer, tranquillisant
transabdominal, transabdominal
transaminase, transaminase
transference, transfert
transfusion, transfusion
transpire, s'avérer
transplant, transplant
transplantation, transplantation
transposition, transposition
transudation, transsudation
transverse, transversal, transverse
transvestism, travestissement
trap, piège
trapezium, trapèze
trapezius, trapèze
trapezoid, trapézoïde
trapping, piégeage, rétention
trauma, trauma, traumatisme
travel, déplacement
tray, plateau
treadmill, tapis roulant
treatment, traitement
 – failure, échec thérapeutique
 – schedule, protocole thérapeutique
trematoda, trématode
tremor, tremblement
trend, tendance
trephining, trépanation
trespass, empiéter
trial, épreuve, essai
triceps, triceps
 – reflex, réflexe tricipital
trichiasis, trichiasis
trichinosis, trichinose
trichophytosis, trychophytie
trick knee, genou instable
tricuspid valve, valvule tricuspide
trigeminal, trigéminé

 – nerve, nerf trijumeau
trigeminalneuralgia, névralgie faciale
trigger, gachette
triggering, déclenchant
trigone, triangle, trigone
trip, voyage
triplegia, triplégie
triplets, triplés
triploid, triploïde
trismus, trismus
trisomy, trisomie
trivial, banal, insignifiant
trocar, trocart
trochanter, trochanter
trochlea, trochlée
trochlear, trochléaire
 – nerve, nerf pathétique
troncus, tronc
trophic, trophique
trophoblast, trophoblaste
trouble, difficulté, trouble
troublesome, gênant
true, juste, vrai
truncal, tronculaire
trunk, tronc
truss, bandage herniaire
trust, confiance, espoir
truth, vérité
try, essai
trypanosomiasis, trypanosomiase
trypsin, trypsine
trypsinogen, trypsinogène
tryptophan, tryptophane
tsetse fly, mouche tsé-tsé
tubal, tubaire
tube, sonde, tube
tubercle, tubercule
tuberculid, tuberculide
tuberculin, tuberculine
tuberculoma, tuberculome
tuberculosis, tuberculose
tuberculous, tuberculeux
tuberculum, tubercule
tuberosity, tubérosité

tuberous sclerosis, sclérose tubéreuse de Bourneville
tubo-ovarian, tubo-ovarien
tubular, tubulaire
tubule, tubule
tuft, touffe
tularemia, tularémie
tumefaction, tuméfaction
tumor, tumeur
tunica, tunique
tuning fork, diapason
tunnel, canal, tunnel
turbinate bones, cornets des fosses nasales
turbinectomy, turbinectomie
turgid, enflé, turgescent
turgor, turgescence

turn off, mettre hors tension
turnover, renouvellement
twice, deux fois
twinge, élancement
twins, jumeaux
twisting spike, torsade de pointe
twitch, secousse musculaire
twitching, fasciculation
tympanic, tympanique
tympanitis, tympanite
tympanoplasty, tympanoplastie
tympanum, tympan
type, genre, type
typhoid spike, fièvre typhoïde
typhus fever, typhus
typing, groupage, typage
tyrosine, tyrosine

U

ulcer, ulcère
ulcerative, ulcérant
 – colitis, rectocolite hémorragique
ulna, cubitus
ultrasonography, échographie, ultrasonographie
ultrasound, ultrason
ultraviolets rays, rayons ultra-violets
umbilical, ombilical
umbilicated, ombiliqué
umbilicus, ombilic
unavoidable, inévitable
unbalance, déséquilibre
unbearable, insupportable
unciform, unciforme
uncinariasis, ankylostomiase
uncinate bone, os crochu
unconsciousness, inconscience
undertake, entreprendre
underline, souligné
underlying, sous-jacent
undershoot, hyperpolarisation
understanding, compréhension
undress, déshabiller
undrinkable, non potable
undulant, ondulant
uneven, impair, inégal
uneventfully, sans problème
unfit, inapte
unfitness, incapacité
unfold, déplier
unfortunate, malheureux
unguent, onguent
unguis, ongle
unicellular, unicellulaire

unilateral, unilatéral
union, consolidation, union
uniovular, uniovulaire
uniparous, unipare
unit, appareil, centre, unité
unknown, inconnu
unlikely, invraissemblable
unsaid, non-dit
unstable, caractériel
unsteady, instable
update, mise à jour
upper, supérieur
 – respiratory tract, voies respiratoires supérieures
upright, position debout
upset, renversement
uptake, fixation, captation
urachus, ouraque
urate, urate
urea, urée
uremia, urémie
ureter, uretère
ureteral, urétéral
ureterectomy, urétérectomie
ureteric, urétéral
ureteritis, urétérite
ureterocele, urétérocèle
ureterolith, urétérolithe
ureterolithotomy, urétérolithotomie
ureterovaginal, urétérovaginal
ureterovesical, urétérovésical
urethra, urètre
urethral, urétral
urethritis, urétrite
urethrocele, urétrocèle
urethrography, urétrographie
urethroplasty, urétroplastie
urethroscope, urétroscope
urethrotomy, urétrotomie
urge, inciter, pousser
urgency, besoin impérieux
uric, urique
urinalysis, analyse urinaire
urinary, urinaire
 – bladder, vessie

– **casts**, cylindres urinaires
– **sediments**, culot urinaire
– **tract**, voies urinaires
urination, miction
urine, urine
– **output**, diurèse
uriniferous, urinifère
urinometer, urinomètre
urobilin, urobiline
urobilinogen, urobilinogène
urochrome, urochrome
urogenital, urogénital
urography, urographie
urolith, calcul urinaire
urologist, urologue

urology, urologie
urticaria, urticaire
use, emploi
used, habitué
useful, utile
usual, habituel
uterine, utérin
uterovesical, utérovésical
uterus, utérus
utricle, utricule
uveal tract, uvée
uveitis, uvéite
uvula, luette, uvula
uvulectomy, uvulectomie
uvulitis, ouranite

V

vacancy, lacune
vacation, vacances
vaccination, vaccination
vaccine, vaccin
vaccinia, vaccine
vacuole, vacuole
vagal, vagal
vagina, vagin
vaginal, vaginal
vaginismus, vaginisme
vaginitis, vaginite
vagitus, vagissement
vagotomy, vagotomie
vagus nerve, nerf pneumogastrique
valgus, valgus
valid, valable
valine, valine
Valsalva's experiment, manœuvre de Valsalva
valuable, précieux
value, intérêt, valeur
valve, valve
valvula, valvule
valvulotomy, valvulotomie
vanishing lung, dystrophie pulmonaire progressive
variable, variable
variation, variation
varicella, varicelle
varicocele, varicocèle
varicose, variqueux
variola, variole
varix, varice
varus, varus
vas, canal
vascular, vasculaire

vasculitis, vascularite
vasectomy, vasectomie
vasoconstriction, vasoconstriction
vasodilatation, vasodilatation
vasomotor, vasomoteur
vasopressin, hormone antidiurétique, vasopressine
  – test, épreuve à la post-hypophyse
vasospasm, vasospasme
vasovagal, vasovagal
vault, voûte
vector, vecteur
  – borne, transmis par vecteur
vegetation, végétation
veil, voile
vein, veine
velocimetry, vélocimétrie
velocity, vitesse
velum, voile
vena, veine
venereal disease, maladie vénérienne
venography, phlébographie
venom, poison
venous, veineux
ventilation, ventilation
ventral, antérieur, ventral
  – decubitus, procubitus
ventricle, ventricule
ventricular septal defect, communication interventriculaire
ventriculography, ventriculographie
venula, veinule
vermifuge, vermifuge
verminous, vermineux
verruca, verrue
version, version
vertebra, vertèbre
vertebrobasilar insufficiency, insuffisance vertébrobasilaire
vertex, vertex
vertical, vertical

vertigo, vertige
vesica, vessie
vesical, vésical
vesicant, vésicant
vesicle, vésicule
vesicovaginal, vésicovaginal
vesiculitis, vésiculite
vessel, vaisseau
vestibular, vestibulaire
vestibule, vestibule
vestigial, vestigial
viable, viable
vial, flacon, récipient, tube
vibration, vibration
vicarious, vicariant
view, incidence, vue
vigilance, vigilance
villous, villeux
villus, villosité
virilization, virilisme
virology, virologie
virulence, virulence
virus, virus
viscera, viscère
viscometer, viscomètre
viscous, visqueux
viscus, organe interne
vision, vision

visual, visuel
vital capacity (VC), capacité vitale (CV)
vitamin, vitamine
– **resistant rickets**, rachitisme vitaminorésistant
vitelline, vitellin
vitreous, vitré
vividness, netteté
vivisection, vivisection
vocal, vocal
voice, voix
voiceless, aphone
void, vide
volatile, volatile
volition, volonté
volt, volt
voltage, tension
– **clamp**, voltage imposé
volume, volume
volvulus, volvulus
vomer, vomer
vomiting, vomissement
voyeurism, voyeurisme
vulval cleft, fente vulvaire
vulvectomy, vulvectomie
vulvitis, vulvite
vulvovaginitis, vulvovaginite

wad, tampon
waddling gait, démarche dandinante
waist, ceinture, taille
wakefulness, vigilance, veille
waking, réveil
walk, marche
walker, déambulateur
walking, ambulation
  – cast, botte de marche
  – sleep, somnambulisme
  – stick, canne
  – tank, couloir de marche
wall, paroi
wandering, errant
ward, salle d'hôpital
warm, chaud
warning, avertissement
  – signal, signal d'alarme
warranted, garant, justifié
wart, verrue
wash out, rinçage
washing, lavage
wasp, guêpe
waste, déchet
watchful, vigilant
water, eau
wave, onde
  – burst arrhythmia, torsade de
pointes
wavelength, longueur d'onde
wax, cire
weak, faible
weakness, débilité
weaning, sevrage
wear, porter
wedge, coin

wee-wee, pipi
week, semaine
weepy, larmoyant
weight, poids
well fed, bien nourri
wen, loupe
wet, humide, mouillé
wetable, mouillable
wetting, mouillant
wheal, papule œdémateuse
wheel chair, fauteuil roulant
wheeze, sifflement respiratoire
whine, geindre
whiplash injury, coup du lapin
whipworm, trichocéphale
whisper, bruit respiratoire
whistle, sifflement
white, blanc
  – matter, substance blanche
  – paper, livre blanc
whitlow, panaris
whole, complet, entier
whooping cough, coqueluche
wick, mèche
wide, large
widening, élargissement
widespread, répandu
width, largeur
wild, sauvage
will, volonté
window, fenêtre
windpipe, trachée
wing, aile
winking, clignement
wire, broche, fil métallique
wise, sage
wish, appétence
withdrawal, retrait, sevrage
withdrawn, replié
withold, s'abstenir
witness, témoin
womb, utérus
wooden, ligneux
  – belly, ventre de bois
wooly hair, lanugo
wooping cough, coqueluche

word, mot
— **processor**, traitement de texte
work, travail
— **load**, charge de travail
— **shop**, atelier
worker, travailleur
World Health Organisation (WHO), Organisation Mondiale de la Santé (OMS)
worm, ver
worn out, fourbu

worsened, aggravé
worry, souci
wound, blessure, plaie
wounded, blessé
wrapper, emballage
wrinkled, ridé
wrist, poignet
writers' cramp, crampe des écrivains
wrong, faux
wryneck, torticolis

X

X chromosome, chromosome X
 – linked, chromosome X lié au
 sexe
xanthine, xanthine

xanthochromia, xanthochromie
xanthoma, xanthome
xerodermia, xérodermie
xerophthalmia, xérophtalmie
xeroradiography, xéroradiographie
xerostomia, xérostomie
xiphoid process, appendice
 xiphoïde
X-rays, radiographie, rayons X
XYY genotype, syndrome du
 double Y

Y

Y chromosome, chromosome Y
yard, yard (0,914 m)
yawn, baîller
yaws, pian

year, année
yearbook, annuaire
yearning, aspiration
yeast, levure
yell, hurler
yellow, jaune
 – fever, fièvre jaune
yield, production, rendement
yolk, vitellus
 – sac, vésicule ombilicale
young, jeune
youth, jeunesse

Z

Z band, strie Z
  – flap, lambeau en Z
zeiosis, zéiose
zero, zéro

zinc, zinc
zona, zona
zone, zone
zonula, zonule
zoology, zoologie
zoonosis, zoonose
zoopsia, zoopsie
zoosperm, spermatozoïde
zoster, zona
zygomatic bone, os malaire
zygote, zygote
zymogen, proenzyme
zymotic, zymotique

FRANÇAIS-ANGLAIS

abaissement, lowering
abandon, abandonment, disuse, submission
abandonné, derelict
abandonner, give up
abaque, abacus
abarticulaire, abarticular
abcès, abscess
 – gingival, gumboil
abdomen, abdomen
abducteur, abducent
abduction, abduction
abeille, bee
ablation, removal
 – de la langue, glossectomy
 – des amygdales
et des végétations, adenotonsillectomy
abondant, bulky
abord, access, approach
absence, lack
 – d'utérus, ametria
absolu, absolute, formal
absorbeur, canister
acalculie, acalculia
acanthome, acanthoma
acapnie, acapnia
acariase, acariasis, acarinosis
acarien, acarus, mite
acatalasie, acatalasia
acathisie, acathisia
accalmie, lull
accélérer, boost
accent, emphasis
accepter, comply
accepteur, acceptor

accès, attack, bout, fit, paroxysm, spell
 – palustre, acute malaria
accessoire, accessory
accesssoires, supplies
accident, accident
 – de la route, road casualty
 – de la voie publique, road traffic accident
 – du travail, occupational injury
 – mortel, fatality
 – vasculaire cérébral, cerebrovascular accident, stroke
accidenté, casualty
acclimatement, acclimatation
accommodation, accomodation
accompli, achieved
accomplissement, fulfilment
accord, agreement, approval, settlement
accouchée, puerpera
accouchement, childbirth, delivery, labor, parturition
 – naturel, natural childbirth
 – sans douleur, painless childbirth
accoucheur, obstetrician
accouplement, mating
accrocher, cling
accroissement, increment
acéphale, acephalous
acétabulaire, acetabular
acétaminophène, acetaminophen
acétylcholine, acetylcholine
achalasie, achalasia
achat, purchase
achlorhydrie, achlorhydria
acholie, acholia
achondroplasie, achondroplasia
achromatopsie, achromatopsia
achylie, achylia
acide, acid, sour
 – aminé, amino acid
 – chlorhydrique, hydrochloric acid

– **désoxyribonucléique (ADN)**, deoxyribonucleic acid (DNA)
– **éthylène diamine tetra acétique**, EDTA
– **gras**, fatty acid
– **gras libre**, free fat acid
– **para-aminobenzoïque (PABA)**, para-aminobenzoic acid (PABA)
– **para-aminohippurique (PAH)**, para-aminohippuric acid (PAH)
– **ribonucléique (ARN)**, ribonucleic acid (RNA)
acidémie, acidemia
acidité, acidity
acido-résistant, acid-fast
acidose, acidosis
– **tubulaire rénale**, renal tubular acidosis
acier, steel
acmé, acme
acné, acne
– **rosacée**, acne rosacea
acorée, acorea
acorie, acorea
acouphène, tinnitus
acoustique, acoustics
acquis, acquired
âcre, acrid
acrocéphalie, acrocephaly
acrocyanose, acrocyanosis
acrodermatite, acrodermatitis
acrodynie, acrodynia, pink disease
acrokératose, acrokeratosis
acromégalie, acromegalia
acromioclaviculaire, acromioclavicular
acropathie, acropathy
– **ulcéromutilante**, acrodystrophic neuropathy
acrotique, acrotic
acte, measure
– **manqué**, parapraxis, subconsciously deliberate mistake

ACTH, ACTH, adrenocorticotrophic hormone, corticotrophin
actine, actin
actinodermatose, actinic dermatosis
action, effect
– **boursière**, share
– **immédiate**, immediate-acting
– **prolongée**, lasting effect, long-acting
– **rapide**, fast-acting
activateur, activator
activité, activity
actomyosine, actomyosin
actuel, current
actuellement, currently
acuité, acuity, acuteness
acupuncture, acupuncture
adactylie, adactylia
adaptation, adaptation
– **à la lumière**, light adaptation
– **à l'obscurité**, dark adaptation
adapté, convenient
addiction, addiction, toxicomania
adducteur, adductor
adduction, adduction
adénectomie, adenectomy
adénite, adenitis
adéno-amygdalectomie, adeno-tonsillectomy
adénocarcinome, adenocarcinoma
adénofibrome, adenofibroma
adénoïde, adenoid
adénoïdectomie, adenoidectomy
adénoïdite, adenoiditis
adénogramme, lymph node differential cell count
adénolipome, adenolipoma
adénolymphome, adenolymphoma
adénomatose, adenomatosis
adénome, adenoma
– **chromophobe**, chromophobe adenoma
adénomyome, adenomyoma

adénopathie, adenopathy
adénosine, adenosine
 – diphosphate (ADP), adenosine diphosphate (ADP)
 – monophosphate (AMP), adenosine monophosphate (AMP)
 – triphosphate (ATP), adenosine triphosphate (ATP)
adénovirus, adenovirus
adéquat, proper
adhérence, accretion, adhesion
adhésion, adhesion
adipeux, adipose
adipocyte, adipose cell, fat cell, lipocyte
adiposité, fatness
admission, admission, entrance
ADN, DNA
adolescence, teenage
adoucissant, demulcent
adoucissement, softening
adrénaline, adrenaline, epinephrine
adrénergique, adrenergic
adrénocorticotrope, hormone (ACTH), adrenocorticotropic hormone (ACTH)
adrénolytique, adrenolytic
adresse, skill, address
adulte, adult, grown up
adventice, adventitia
aérobie, aerobe, aerobic
aérodontalgie, aerodontalgia
aéroembolisme, air embolism
aérophagie, aerophagy
aérosol, spray
affamé, starved
affect, affect
affection, disease
 – démyélinisante, demyelinating disease
afférent, afferent
affichage, read out
affinité, affinity
affirmation, statement

afibrinogénémie, afibrinogenemia
aflatoxine, aflatoxin
agalactie, agalactia
agammaglobulinémie, agammaglobulinemia
agar, agar
âge, age
 – adulte, adulthood
 – osseux, bone age
 – troisième, third old
agénésie, agenesis
agenouillé, kneeling
agent alkylant, alkylating agent
 – bloquant, blocker, blocking agent
agglutination, agglutination, clumping
agglutinine, agglutinin
 – froide, cold agglutinin
agglutinogène, agglutinogen
aggravé, worsened
aggressine, aggressin
agitation, excitement
agnathie, agnathia
agnosie, agnosia
agonie, agony
agoniste, agonist
agoraphobie, agoraphobia
agrafe, clip, clasp
agranulocytose, agranulocytosis
agraphie, agraphia
agrégat, aggregate
agrégation plaquettaire, platelet clumping
agressif, harsh
agression, aggression
agrippement, grasping
aide, assistance, help
 – soignante, nursing auxiliary
aïeul, forefather
aigre, sour
aigreur, acor
aigu, acute, sharp
aiguille, acus, needle
aile, ala, wing

– **blanche interne**, hypoglossal triangle
aimant, magnet
aine, groin
AINS, NSAI
air, air
– **résiduel**, residual air
aire, area
aisselle, arm pit, axilla
ajournement, postponing
ajouter, add
ajustement, adjustment
ajuster, fit
akathisie, akathisia
akinésie, acinesia
albinisme, albinism
albinos, albino
albumine, albumin
albuminurie, albuminuria
alcali, alkali
alcalin, alkaline
alcalinité, alkalinity
alcalinurie, alkalinuria
alcaloïde, alkaloid
alcalose, alkalemia, alkalosis
alcaptonurie, alkaptonuria
alcool, alcohol
– **éthylique**, ethanol
alcoolique, alcoholic, inebriate
alcoolisme, alcoholism
alcootest, breath analyser test
aldéhyde, aldehyde
aldostérone, aldosterone
alèse, bedpad, drawsheet
alexie, alexia
algésie, algesia
algide, algid
algie, pain
– **vasculaire de la face**, cluster headache
algogène, algogenic
algorithme, algorithm
algue, alga
aliénation, insanity
– **mentale**, alienation
aliéné, lunatic, mad

alignement, alignment
– **dentaire défectueux**, malalignment
aliment, food, nutrient, nutriment
alimentaire, alimentary, dietary
alimentation, diet, feed, feeding
– **parentérale**, enteral feeding
alitement, confinement
allaitement, breast feeding, lactation, suckling
allantoïde, allantois
allèle, allele
allélomorphe, allelomorph
allergène, allergen
allergie, allergy
alliage, alloy
allo-anticorps, alloantibody
allo-antigène, alloantigen
alloesthésie, allocheiria
allogreffe, allograft
allongement, lenghtening
allopathie, allopathy
alloplastie, alloplasty
allure, gait, pace
alopécie, alopecia, baldness
alphachymotrypsine, alphachymotrypsin
alpha-fœtoprotéine (AFP), alphafetoprotein (AFP)
altération, damage, impairment
alvéolaire, alveolar
alvéole, alveolus
– **pulmonaire**, air cell
alvéolite, alveolitis
amalgame, amalgam
amas, cluster, mass
amastie, amastia
amaurose, amaurosis
ambiant, ambient
ambidextre, ambidextrous
ambivalence, ambivalence
amblyopie, amblyopia
ambulation, walking
ambulatoire, ambulant, ambulatory
âme, soul

amélie, amelia
amélioration, improvement
améloblastome dentifié, odontoma adamantinum
aménorrhée, amenorrhea
amer, bitter
amétrie, ametria
amétropie, ametropia
amiante, asbestos
amibe, ameba
amibiase, amebiasis
amidon, starch
amine, amine
amines pressives, pressor amines
amino-acidurie, amino-aciduria
amitié, regards
amitose, amitosis
ammoniaque, ammonia
amnésie, amnesia
 – **antérograde**, ecmnesia
amniocentèse, amniocentesis
amniographie, amniography
amnios, amnion
amoebicide, amebicide
amoebome, ameboma
amollissant, enervating
amorphe, amorphus
amortissement, damping
ampère, ampere
amphiarthrose, amphiarthrosis
amphotère, amphoteric
ampliation, expansion
ampoule, ampulla, blister
amputation orthopédique, kineplasty
amygdale, amygdala, tonsil
amygdalectomie, tonsillectomy
amygdalite, tonsillitis
amylase, amylase
amyloïdose, amyloidosis
amyotonie, amyotonia
amyotrophie, amyotrophy, muscular atrophy
 – **spinale**, spinal muscular atrophy

anabolisant, anabolic, anabolic steroid
anabolisme, anabolism
anacrote, anacrotic
anaérobie, anaerobe
analbuminémie, analbuminemia
analeptique, analeptic
analgésie, analgesia
 – **sacrée**, caudal analgesia
analgésique, analgesic, pain-relieving
analogue, analogous, kindred
analphabétisme, illiteracy
analyse, analysis, review
 – **factorielle**, multiple factor analysis
 – **urinaire**, urinalysis
anaphase, anaphase
anaphorèse, anaphoresis
anaphylaxie, anaphylaxis
anaplasie, anaplasia
anasarque fœtoplacentaire, hydrops fetalis
anastomose, anastomosis
anatomie, anatomy
 – **pathologique**, pathology
anatoxine, toxoid
androgène, androgen
andropause, male climateric
androstérone, androsterone
anémie, anemia
 – **aplasique**, aplastic anemia
 – **ferriprive**, iron deficiency anemia
 – **hémolytique**, hemolytic anemia
anencéphalie, anencephaly
anéroïde, aneroid
anesthésie, anesthesia
 – **en gant**, glove anesthesia
 – **locorégionale**, nerve block anesthesia
 – **péridurale**, epidural analgesia
anesthésique, anesthesic
anesthésiste, anesthesist
aneuploïde, aneuploid

anévrisme, aneurysm
angéite, angiitis
angiectasie, angiectasis
angine, sore throat, angina, pharyngitis
 – de poitrine, angina pectoris, angor
 – herpétiforme, herpangine
 – phlegmoneuse, quinsy
angiocardiogramme, angiocardiogram
angiocardiographie, angiocardiography
angiocholite, cholangitis
angiogramme, angiogram
angiographie, angiography
angiomatose, angiomatosis
angiome, angioma
 – caverneux, cavernous nevus
 – plan, capillary nevus
 – stellaire, spider nevus
angioneurotique, angioneurotic
angioplastie, angioplasty
angiosarcome, angiosarcoma
angiospasme, angiospasm
angiotensine, angiotensin
angle, flexure
angoisse, anguish
angor, angina pectoris
anhidrose, anhidrosis
anhidrotique, anhidrotic
anhydre, anhydrous
anhydride carbonique (CO_2), carbon dioxide
animal familier, pet
 – témoin, control animal
animé, brisk
anion, anion
aniséiconie, aniseikonia
anisochromatopsie, anisochromatopsia
anisocorie, anisocoria
anisocytose, anisocytosis
anisomélie, anisomelia
anisométropie, anisometropia

ankyloblépharon, ankyloblepharon
ankyloglossie, ankyloglossia
ankylose, ankylosis
ankylostome, hookworm
ankylostomiase, ancylostomiasis, miner's anemia, uncinariasis
anneau, ring
 – de Kayser-Fleicher, pericorneal ring
année, year
annexes, adnexa
annuaire, yearbook
annulaire, annular, ring finger
annulé, cancelled
anode, anode
anomalie, defect
anomie, anomia
anonychie, anonychia
anopérinéal, anoperineal
anorchide, anorchous
anorectal, anorectal
anorexie, anorexia
 – mentale, anorexia nervosa
anorexigène, appetite suppressant
anorganique, inorganic
anormal, aberrant, abnormal, anomalous
anormalement petit, justo-minor
anormalité, abnormality
anosmie, anosmia
anovulation, anovulation
anoxémie, anoxemia
anoxie, anoxia
anse, loop
antagoniste, antagonist
antalgique, anodyne, analgesic
antécédents, background, case history, past history, history
 – familiaux, family history
antéhypophyse, adenohypophysis
antenne de réanimation, flying squad
antérieur, anterior, ventral, prior
antérograde, anterograde
antéroinférieur, anteroinferior

antérointerne, anterointernal
antérolatéral, anterolateral
antéromédian, anteromedian
antéropostérieur, anteroposterior
antérosupérieur, anterosuperior
antéversion, anteversion
anthelminthique, anthelmintic, helminthagogue
anthracose, anthracosis
anthrax, carbuncle
anthropoïde, anthropoid
anthropologie, anthropology
antiacide, antacid
antiagrégant plaquettaire, platelet suppressive agent
antibiotique, antibiotic
anticancéreux, antineoplastic
anticholinergique, anticholinergic
anticholinestérase, anticholinesterase
anticoagulant, anticoagulant
anticodon, anticodon
anticonceptionnel, contraceptive
anticonvulsivant, anticonvulsant
anticorps, antibody
antidépresseur, antidepressant
antidiurétique, hormone(ADH), antidiuretic hormone (HAD)
antidote, antidote
antifungique, antimycotic
antigalactique, lactifuge
antigène, antigen
antihistaminique, antihistaminic
antimétabolite, antimetabolite
antimigraineux, antimigraine
antimitotique, antimitotic
antipaludique, antimalarial
antipéristaltisme, antiperistalsis
antiphlogistique, antiphlogistic
antiprurigineux, antipruritic
antipyrétique, antipyretic
antiscabieux, acaricide
antiscorbutique, antiscorbutic
antiseptique, antiseptic

antisérum, antiserum
antispasmodique, antispasmodic
antithrombine, antithrombin
antithyroïdien, antithyroid
antitoxine, antitoxin
antitussif, cough-relieving
antivenin, antivenin
antre, antrum
antrotomie, antrotomy
anurie, anuria
anus, anus
anse afférente, syndrome de, afferent loop syndrome
anxiété, anxiety
anxieux, anxious
aorte, aorta
aortique, aortic
aortite, aortitis
aoutât, chigger
apathie, apathy
aperception, apperception
aperçu avant impression, print preview
apéristaltisme, aperistalsis
aphagie, aphagia
aphakie, aphakia
aphasie, aphasia
aphone, voicelesss
aphonie, aphonia
aphrodisiaque, aphrodisiac
aphte, aphta
  – buccal, aphtous stomatitis
aplasie, aplasia
  – médullaire, bone marrow aplasia
aplatissement, flatening
apnée, apnea
  – du sommeil, sleep apnea
apogée, prime
aponévrose, aponeurosis, fascia
  – de Denonvilliers, rectovesical septum
apophyse, apophysis, process
  – épineuse, spine of vertebra
  – mastoïde, mastoid process
apoplexie, apoplexy

appareil, apparatus, appliance, device, system, unit
 – autopiqueur, fingerstick device
 – de réanimation, life support machine
 – juxtaglomérulaire, juxtaglomerular apparatus
 – orthopédique, brace
 – psychique, psychic apparatus
appareillage, bracing
apparence, appearance
 – en-, ostensibly
apparenté, kindred, related
appariement, matching, pairing
apparition, advent, appearence
appartenir, belong
appeler, call
appendice, appendix
 – xiphoïde, ensiform cartilage, xiphoid process
appendicectomie, appendicectomy
appendicite, appendicitis
appétence, wish
applicateur, applicator
application, application, implementation
apport, intake, supply
 – hydrique, fluid intake
apporter, bring
apprentissage, learning
approfondi, thorough
approximatif, rough
approximativement, around, roughly
apraxie, apraxia
après, following
apte, apte
aptitude, aptitude, facility, fitness
aptyalisme, aptyalism
apyrétique, afebrile
apyrexie, apyrexia
aqueduc, aqueduct
aqueux, aqueous
arachnodactylie, arachnodactyly

arachnoïde, arachnoid
araignée, spider
arborisation, arborization
arbovirus, arbovirus
arbre de vie, arbor vitae
arc, arcus
arcade, arch, arcus
 – sourcillière, superciliary arch
arceau, cradle
aréole, areola
argent, silver
argininosuccinurie, argininosuccinuria
argument clinique, clinical ground
argyrie, argyria
armoire à pharmacie, chemistry cupboard
ARN ribosomal, ribosomal RNA
arrêt, arrest, discontinuation
 – cardiaque, cardiac standstill
arrhénoblastome, arrhenoblastoma
arriération profonde, amentia
arriéré, feeble minded
arrière, en, backwards
arrière-faix, after-birth
arrière-goût, after taste
arrière-train, hindquarters
artefact, artefact
artère, artery
 – brachiale, brachial artery
 – pulmonaire, pulmonary trunk
artériectomie, arteriectomy
artériel, arterial
artériographie, arteriography
artériole, arteriole
artériopathie, arteriopathy
artérioplastie, arterioplasty
artériosclérose, arteriosclerosis
artériotomie, arteriotomy
artérite, arteritis
arthralgie, arthralgia
arthrectomie, arthrectomy
arthrite, arthritis
arthrodèse, arthrodesis

arthrodynie, arthrodynia
arthrographie, arthrography
arthropathie, arthropathy
 – des hémophiles, hemophilic arthropathy
arthrophyte, arthrophyte, joint mouse
arthroplastie, arthroplasty
arthroscope, arthroscope
arthroscopie, arthroscopy
arthrose, osteoarthritis
arthrotomie, arthrotomy
article, item
 – de synthèse, review article
articulaire, articular
articulation, joint
 – coxo-fémorale, hip joint
 – scapulo-humérale, shoulder joint
 – en selle, saddle joint
 – temporo-maxillaire, temporomandibular joint
 – tibio-astragalienne, ankle joint
artificiel, artificial
aryténoïde, arytenoid
arythmie, arrhythmia
 – sinusale, sinus arrhythmia
asbestose, asbestosis
ascaricide, ascaricide
ascaridiase, ascaridiasis
ascaris, ascaris
ascenseur, lift
ascension, rise
ascite, ascites, ascitic fluid
asepsie, asepsis
aseptique, aseptic
asexué, asexual
aspect, appearence
aspermie, aspermia
asphyxie, asphyxia
aspirateur, aspirator
aspiration, aspiration, yearning
aspirine, aspirin
assiette, plate
assis, sitting

assistance, assistance
 – cardiorespiratoire, basic life support
assistante sociale, social worker
assisté par ordinateur, computerized
association, combination
assomer, stun
assortiment, matching, set
assumer, assume
astéatose, asteatosis
astéréognosie, astereognosis
asthénie, asthenia
 – neurocirculatoire, effort syndrome
asthénopie, asthenopia
asthme, asthma
astigmatisme, astigmatism
astragale, ankle bone, talus
astringent, astringent
astrocytome, astrocytoma
astroglie, astroglia
asymétrie, asymmetry
asymptomatique, asymptomatic
asynclitisme, asynclitism
atavisme, atavism
ataxie, ataxia
 – locomotrice, locomotor ataxia
atélectasie, atelectasis
atelier, work shop
athérogène, atherogenic
athérome, atheroma
athérosclérose, atherosclerosis
athétose, athetosis
atlas, atlas
atmosphère, atmosphere
atomiseur, atomizer, spray
atonie, atony
atrésie, atresia
atrophie, atrophy, macies
 – sclérosante de la vulve, kraurosis vulvae
atrophique, atrophic
atropine, atropine
attache, tie

attaque, fit, stroke, crisis, seizure
 – panique, panic attack
atteinte, impairment, reach, invovment
attelle, brace, splint
 – gonflable, air splint
 – pour dorsiflexion du poignet, cock-up splint
attendre, expect
attente, en, on hold
attentif, alert
atténué, alleviate
attouchement, touch
attraction, attirance
attribution, assignment, award
atypique, atypical
au courant de, aware
au-delà, beyond
audimutité, congenital word deafness
audiogramme, audiogram
audiologiste, audiologist
audiomètre, audiometer
audiométrie, audiometry
audioprothésiste, hearing prothesist
auditif, auditory, aural
audition, hearing
augmentation, enhancement, gain, raise, increase
 – de volume, enlargement
aura, aura
auriculaire, atrial, auricular
auricule, auricle
auriculo-temporal, auriculotemporal
auscultation, auscultation
autisme, autism
autiste, autistic
auto-, self-
auto-agglutination, autoagglutination
auto-anticorps, autoantibody
auto-antigène, autoantigen
autocatalytique, autocatalytic
autochtone, indigenous

autoclave, autoclave
autodigestion, autodigestion
autoérotisme, autoeroticism
autogène, autogenous
autographisme, autographism
autogreffe, autograft
autohypnose, autohypnose
auto-immunisation, autoimmunization
auto-immunité, autoimmunity
auto-infection, autoinfection
auto-intoxication, autointoxication
autolyse, autolysis
automatisme, automatism
autoplastie, autoplasty
autopsie, autopsy
autoradiographie, autoradiography
autorégulation, self-regulation
autorisation de mise sur le marché, marketting licence
 – de sortie, leave, discharge
autorisé, allowable, licenced
autosomique, autosomal
autosuggestion, autosuggestion
autotransfusion, autotransfusion
autour, circa, around
avalement, swallowing
avancé, advanced
avancement, advancement, progress
avant la mort, antemortem
avant, en, forwards
avant-bras, forearm
avarié, spoiled
avasculaire, avascular
avéré, confirmed
avérer (s'), transpire
avertissement, warning
aveugle, blind
aviaire, avian
avirulent, avirulent
avis, notice
avitaminose, avitaminosis
avortement, abortion

– provoqué, induced abortion
axe, axis
axénique, germ-free
axillaire, axillary
axone, axon

axonotmésis, axonotmesis
azoospermie, azoospermia
azote, nitrogen
azotémie, azotemia
azoturie, azoturia

B

babil, prattle
babillage, babbling
bac, pan
bacillaire, bacillary
bacille, bacillus
 – de la diphtérie, Klebs-Loeffler bacillus
bacillurie, bacilluria
bactéricide, bactericidal
bactérie, bacterium
 – aérogène, aerogen
bactériémie, bacteriemia
bactérien, bacterial
bactéries, bacteria
bactériologie, bacteriology
bactériolytique, bacteriolytic
bactériophage, bacteriophage
bactériostatique, bacteriostatic
bactériurie, bacteriuria
badigeonnage, painting
bagassose, bagassosis
bague, band
bâiller, yawn
bain, bath
baiser, kiss
balai, broom
balance, scale
balancement, rocking
balanite, balanitis
balayage, scanning, sweep
balbutiement, stammering
ballonisation valvulaire, floppy valve syndrom
ballonnement, ballooning
 – de la valve mitrale, floppy mitral valve
ballottement, ballottement

banal, trivial
bandage, bandage, swathe
 – herniaire, truss
bande, band, strip, tape
 – magnétique, magnetic band
 – passante, band width
 – plâtrée, casting tape
bandelette, band
 – diagnostique, test strip
 – longitudinale du côlon, taenia coli
 – optique, optic tract
banque de données, data base
 – de sang, blood bank
bar, bar
barorécepteur, barorecepteur
barrage, blocking
barre, bar
 – de soutien, safety rail
barrière, barrier
 – hématoméningée, blood brain barrier
 – placentaire, placental barrier
bartholinite, bartholinitis
baryte, barium sulfate
bas, low
basal, basal
base, base, basis
 – de données, data base
Basedow, maladie de, Grave's disease
basilaire, basilar
basique, basic
basophile, basophil, basophilic
bassin, basin, pelvis
 – androïde, android pelvis
 – de lit, bedpan
bassinet, renal pelvis
batiment, building
bâtonnet, rod
battement, beat, beating
 – cardiaque, heart beat
baume, balm, balsam
bavardage, chattering
bave, dribble

béance du col utérin, incompetent cervix
beaucoup, lot of
bec, beak
  – de lièvre, cleft palate, harelip
  – de perroquet, beaked osteophyte
bégaiement, stuttering, stammering
behaviorisme, behaviorism
bénéfice, gain
bénignité, mildness
bénin, benign, bland, innocent, mild
béquilles, crutches
berceau, cradle
bérylliose, berylliosis
besoin, need, demand, requirement
  – impérieux, urgency
bestialité, bestiality
bêta, beta
bêta-bloquant, beta blocker
bête, silly
bézoard, bezoar
biauriculaire, binaural
biberon, bottle
bibliothèque, library
biceps, biceps
bicorne, bicornuate
bicuspide, bicuspid
bien, well
  – nourri, well fed
  – portant, healthy
bifide, bifid
bifurqué, bifurcate
bilan, balance, check up, testing
  – énergétique, energy balance
bilatéral, bilateral
bile, bile, fel, gall
biliaire, biliary
bilieux, bilious
bilirubine, bilirubine
biliurie, biluria
biliverdine, biliverdine
billet de banque, banknote

bimanuel, bimanual
binoculaire, binocular
biochimie, biochemistry
biogenèse, biogenesis
biologie, biology
biométrie, biometry
biophysique, biophysics
biopsie, biopsy
  – exérèse, excisional biopsy
  – par forage, drill biopsy
biosynthèse, biosynthesis
biotine, biotin
biovulé, binovular
bisexué, bisexual
bistouri, bistoury, knife
bizarre, odd
blanc, white
blastocyte, blast cell
blastomycose, blastomycosis
  – chéloïdienne, Lobo's disease
blennorrhée, blennorrhea
blépharite, blepharitis
blépharospasme, blepharospasm
blessé, casualty, wounded
blesser, injure
blessure, injury, wound, hurt
bleu, blue, bruise
blindage, shield
bloc, block, standstill
  – auriculo-ventriculaire, atrio-ventricular block
  – cardiaque, heart block
  – de branche, bundle branch block
  – opératoire, operating suite
blocage, block, blocking, blocade, lock
  – articulaire, ankylosis
blond, fair-haired
bloqué, locked
blouse, gown
boire, drink
bol, bolus
bombement, bulging
bon marché, cheap
bond, leap

bord, border, edge, margin
bordure, border, limbus
borreliose, relapsing fever
bosse, boss, bump, hump, lump
  – sérosanguine, caput succedaneum
botte de marche, walking cast
botulisme, botulism
bouche, mouth
  – -à-bouche, kiss of life, mouth-to-mouth
bouchée, mouthfull
bouchon, plug
boucle, curl, loop
boue, mud, sludge
bouffée, burst, puff
  – de chaleur, hot flush
bouffissure, puffiness
bougie, bougie, candle
bouillon, broth
boulimie, bulimia
bourbillon, core of boil
bourbouille, prickly heat
bourdonnement d'oreilles, buzzing in the ears
bourgeon, bud
  – charnu, granulation tissue
  – du goût, taste bud
bourrelet, labrum
bourse, bursa, pouch, scrotum
boussole, compass
bout, end
  – du doigt, finger tip
bouteille, bottle
bouton, button, knob, pimple, sore
  – aortique, aortic knob
  – de fièvre, cold sore
  – d'Orient, oriental sore
boutonnière, buttonhole
brachial, brachial
brachycéphalie, brachycephaly
bradycardie, bradycardia
bradykinine, bradykinin
brancard, stretcher
branche, branch, ramus
branchement, plug

branchial, branchial
bras, arm, brachium
brassard, cuff
bredouillement, clutter
bregma, bregma
brevet, license, patent
bride, bridle
brillant, bright
brochage, pinning
broche, pin, wire
broiement, crushing
bromhidrose, bromidrosis
bromisme, bromism
bronche, bronchial tube, bronchus
bronchectasie, bronchiectasis
bronchiole, bronchiole
bronchiolite, bronchiolitis
bronchique, bronchial
bronchite, bronchitis
bronchogénique, bronchogenic
bronchographie, bronchography
broncholithe, broncholith
bronchopneumonie, bronchopneumonia
bronchoscope, bronchoscope
bronchoscopie, bronchoscopy
bronchospasme, bronchospasm
bronzé, sun-tanned
brosse, brush
brouillé, blurred
broyage, milling
brucellose, brucellosis
bruit, bruit, noise
  – de galop, gallop rhythm
  – respiratoire, breath sound
  – respiratoire, whisper
brûlure, burn, scald
  – gastrique, stomach pain, heartburn
brûlure, petite, singe
brun, brown
brut, crude
bubon, bubo
buccal, buccal, oral
buccinateur, buccinator

budget, établir un, set the budget
buisson, bush
bulbe, bulb
 – rachidien, medulla oblongata, spinal bulb

bulle, bubble, bulla
bureau, office
bursite, bursitis
but, aim, goal, purpose
butée, joint stop
byssinose, byssinosis

C

caca, pooh
cachet, cachet
cachexie, cachexia
cadavre, cadaver, corpse
cadre, frame, framework, setting
caducée, caduceus
caduque, caduca, decidua
cæcum, cecum
caféine, caffeine
cage thoracique, rib cage
caillot, clot
caisse du tympan, tympanum
caisson hyperbare, hyperbaric
  chamber
caissons, maladie des, decompression sickness
cal, callus
  – vicieux, malunion
calcaire, calcareous
calcanéum, calcaneus, heel bone
calcémie, calcemia
calciférol, calciferol
calcification, calcification
calcitonine, calcitonin
calcium, calcium
calcul, calculus, concretion, stone
  – biliaire, gallstone
  – urinaire, urolith
  – vésical, cystolithiasis
calibre, gauge
calibrer, calibrate
calice, calyx
callosité, callosity, keratoma, callus, keratosis
calmar, squid
calme, quiet
calmer, soothe

calorie, calorie
calorigène, calorific
calorimètre, calorimeter
calotte, cap
  – crânienne, calvaria
calvitie, alopecia, baldness
camisole de force, strait jacket
canal, canal, channel, duct, ductus,
  tunnel, vas
  – artériel, ductus arteriosus
  – artériel systémique, patent
  ductus arteriosus
  – biliaire, bile duct
  – carpien, syndrome, carpal
  tunnel syndrome
  – cystique, cystic duct
  – de communication, through
  fare channel
  – galactophore, lactiferous duct
  – ionique, ion channel
  – semicirculaire, semicircular
  canal
canalaire, syndrome, entrapment syndrome, entrapment
  neuropathy
canalicule, canaliculus
canapé, couch
cancer, cancer, carcinoma
  – bronchique, bronchial carcinoma
cancérophobie, cancerophobia
cancroïde, cancroid
candidat, applicant
canine, canine teeth
cannabisme, hashishism
canne, walking stick
  – anglaise, forearm crutch
canule, cannula
caoutchouc, rubber
capacité, ability, capacity
  – respiratoire, lung capacity
  – vitale (CV), vital capacity (VC)
capillaire, capillary
capital, paramount
capité, capitate
capsule, capsule

capsulite, capsulitis
capsulotomie, capsulotomy
captation, uptake
capteur, pick up
capuchon, cap
– **céphalique**, acrosome cap
– **muqueux**, pericoronal flap
caractère, temper, character
caractériel, unstable
caractéristique, feature
carbon, carbone
carboxyhémoglobine, carboxyhemoglobin
carcinogène, carcinogenic
carcinoïde, carcinoid
carcinomatose, carcinomatosis
carcinome, carcinoma
cardia, cardia
cardiaque, cardiac
cardiographe, cardiograph
cardiologie, cardiology
cardiomyopathie, cardiomyopathy
cardiopathie, cardiopathy, heart disease
– **congénitale**, congenital heart disease
– **ischémique**, ischemic heart disease
– **rhumatismale**, rheumatic heart disease
cardiospasme, cardiospasm
cardiovasculaire, cardiovascular
cardite, carditis
carence, deficiency, deprivation
carène, carina
carie, caries, dental decay
carné, carneous
caroncule, caruncle
caroncules duodénales, duodenal papillae
carotène, carotene
carotide, carotid
carpe, carpus
carpométacarpien, carpometacarpal
carré, quadrate, square

carte, board, map
cartilage, cartilage
cartographie, mapping
cartouche, cartridge
caryotype, karyotype
cas publié, case report
caséine, casein
cassé, broken
cassure, break
castration, castration
casuistique, casuistics
catabolisme, catabolism
cataire, purring
catalepsie, catalepsy
catalyseur, catalyst
cataphorèse, cataphoresis
cataplexie, cataplexy
cataracte, cataract
catarrhe, catarrh
catatonie, catatonia
catharsis, catharsis
cathartique, cathartic
cathéter, catheter
cathétérisme, catheterism
cation, kation
cauchemar, nightmare
caudé, caudate
causal, causative
caustique, caustic
cautère, cautery
caverne, cavitation
cavité, chamber, cavity
– **articulaire**, socket
– **pelvienne**, cavity of pelvis
cécité, blindness
ceinture, belt, girdle, waist
– **pelvienne**, hip girdle
célibataire, single, bachelor
cellule, cell
– **bordante**, oxyntic cell, parietal cell
– **caliciforme**, goblet cell, mucous cell
– **-cible**, target cell
– **ciliée**, hair cell
– **en îlot**, islet cell

cellulite, cellulitis
cellulose, bulk, cellulose
cénesthésie, kinesthesis
centigrade, centigrade
centimètre, centimetre (cm)
centre, center, centrum, unit
　– d'accueil médico-social, outreach center
　– du langage, speech center
centrifugeuse, centrifuge
centripète, centripetal
centromère, centromere
cependant, though
céphalée, headache
céphalique, cephalic
céphalocèle, cephalocele
céphalométrie, cephalometry
cercaire, cercaria
cerclage, banding
cérébral, cerebral
cérébration, cerebration
certificat prénuptial, premarital certificate
cérumen, cerumen, ear wax
cerveau, brain, cerebrum
　– antérieur, forebrain
cervelet, cerebellum
cervical, cervical
cervicectomie, cervicectomy
cervicite, cervicitis
césarienne, caesarian section
c'est-à-dire, id est (ie)
cestode, cestode, tapeworm
cétone, ketone
cétonémie, acetonemia, ketonemia
cétonurie, acetonuria, ketonuria
cétose, ketosis
cétostéroïde, ketosteroid
chaîne, chain
chair, flesh
　– de poule, goose flesh
chaise, chair
chalazion, meibomian cyst
chaleur, calor, heat
chambre, chamber, room

　– postérieure de l'œil, posterior chamber of eye
champ, area, field
　– opératoire, drape
　– visuel, field of vision
champignon, fungus
chancre, chancre
chancroïde, chancroid
changement, alteration
charbon, anthrax, malignant pustule, pustula maligna
charge, charge, load
　– de travail, work load
charlatan, quack
charnière, hinge
charnu, carneous
charpie, lint
chasse, syndrome de, dumping syndrome
chaud, hot, warm
chauffage, heating
chaussette, sock, stocking
chaussure, shoe
chauve, bald
chef, caput, head
chéilite, cheilitis
chéiloplastie, cheiloplasty
chélateur, chelating agent
chéloïde, keloid
chémorécepteur, chemoreceptor
chémosis, chemosis
chercheur, researcher, investigator
　– d'emploi, job-seeker
chétif, weak
chevauchement, overlap
cheveu, hair
cheville, ankle
chevrottement, quaver
chiasma, chiasma
　– optique, optic chiasma
chiffre, figure, number
chimère, chimera
chimie, chemistry
chimiorécepteur, chemoreceptor
chimiotactisme, chemotaxis
chimiothérapie, chemotherapy

chimiotropisme, chemotropism
chiropracteur, chiropractor
chiropraxie, chiropractic
chirurgical, surgical
chirurgie, surgery
  – correctrice, reparative surgery
  – réparatrice, reconstructive surgery
chirurgien, surgeon
chlamydiase, chlamydiosis
chloasma, chloasma
chlorhydrate, hydrochloride
chloroforme, chloroform
chlorome, chloroma
chlorure, chloride
choanes, choanae
choc, bump, shock
  – de pointe, apex beat
  – rotulien, patella impact
choisir, choose
choix, choice
cholagogue, cholagogue
cholangiogramme, cholangiogram
cholécystectomie, cholecystectomy
cholécystenstérostomie, cholecystenterostomy
cholécystite, cholecystitis
cholécystographie, cholecystography
cholécystolithiase, cholecystolithiasis
cholécystostomie, cholecystostomy
cholédocholithotomie, choledocholithotomy
cholédochotomie, choledochotomy
cholélithiase, cholelithiasis
cholémie, cholemia
choléra, cholera
cholestéatome, cholesteatoma
cholestérol, cholesterol
cholinergique, cholinergic

cholinestérase, cholinesterase
cholurie, choluria
chondriome, chondriome
chondrite, chondritis
chondrodynie, chondralgia
chondromalacie, chondromalacia
chondrome, chondroma
chondrosarcome, chondrosarcoma
chorde, chorda
chordée, chordee
chordite, chorditis
chorée, chorea
choriocentèse, biopsy of chorial villosities
chorion, chorion
choroïde, choroid
choroïdite, choroiditis
choroïdocyclite, choroidocyclitis
chromatine, chromatin
chromatographie, chromatography
chromosome, chromosome
  – X, X chromosome
  – X lié au sexe, X chromosome linked
  – Y, Y chromosome
chronique, chronic
chronométrage, timing
chuintement, hissing, sizzle
chute, fall, shedding
chyle, chyle
chyleux, chylous
chylifère, chylous, lacteal
chylomicron, chylomicron
chyme, chyme
cicatrice, cicatrix, scar
cicatriciel, cicatricial
cicatrisation, healing, scarring
cil, cilium, vibratile process, eyelash
cinésie, kinesis
cinétique, kinetics
circadien, circadian
circiné, circinate
circoncision, circumcision
circonférence, girth

circonscrit, circumscribed
circonvolution, convolution, gyrus
circulaire du cordon, coiling of funis
circulation, circulation
– **sanguine**, blood stream
cire, wax
cirrhose, cirrhosis
cirsoïde, cirsoid
cisaillement, shearing
ciseaux, scissors
citer, mention, quote
citerne, cistern
– **de Pecquet**, ampulla chyli
civière, stretcher
clair, clear
clairance, clearance
clamp, clamp
claquade, clapping
claquage musculaire, pulled muscle
claquement, clap, click, snap, tapping
classe, class
classement, grading
claudication, claudication, limp
claustrophobie, claustrophobia
clavicule, clavicle, collarbone
clavier, keyboard
clé, key
clearance, clearance
cléidotomie, cleidotomy
clic, click
cliché, picture, plate
– **thoracique**, chest film
clientèle, practice
clignement, blinking, winking
– **réflexe**, threat reflex
clignotement, blinking, nictation
climatère, climateric
clinicien, clinician
clinique, clinic, clinical
clitoris, clitoris
clivage, cleavage, splitting
cloison, septum

cloisonnement, partition
clonique, clonic
clonus, clonus
– **du pied**, ankle clonus
cloque, blister
clou, boil, furuncle, clavus, nail, pin
clou-plaque, nail-plate
coagulation, clotting, coagulation
coarctation, coarctation
cobalt, cobalt
cobaye, guineapig
cocaïne, cocaine
cocaïnomanie, cocaine addiction
coccus, coccus
coccygodynie, coccydynia
coccyx, coccyx
cochlée, cochlea
codage, coding
code, code
codéine, codeine
codominance, codominance
codon, codon
coefficient de perméabilité, permeability coefficient
cœliaque, celiac
cœlioscopie, celioscopy
coenzyme, coenzyme
cœur, cardia, heart
– **pulmonaire**, cor pulmonale
cœur-poumon artificiel, heart lung machine
cofacteur, cofactor
coiffe, cap, caul
– **des rotateurs**, rotator cuff
coin, wedge
coït, coitus
col, collum, neck
– **de l'utérus**, cervix uteri
colectomie, colectomy
colère, anger
coliforme, coliform
colique, colic
– **néphrétique**, renal colic
coliques, gripe
colis, package
colite, colitis

collagène, collagen
collapsus, collapse
collatéral, collateral
colle, glue
collection, collection
collet de la dent, neck of tooth
collobome, colloboma
collodion, collodion
colloïde, colloid
collyre, eyedrop
côlon, colon
colon irritable, irritable bowel
colonie, colony
colonne, column
  – vertébrale, backbone, spine
colorant, dye, stain
coloration, staining
colostomie, colostomy
colostrum, colostrum
colotomie, colotomy
colpite, colpitis
colpocèle, colpocele
colporraphie, colporrhaphy
colposcope, colposcope
colposcopie, colposcopy
colpotomie, colpotomy
columelle, modiolus
coma, coma
  – dépassé, brain death, irreversible coma
comateux, comatose
combat, fight
comédon, blackhead, comedones
comité de relecture, review panel
commande, order
commensal, commensal
commentaire, comment
commission d'AMM, licensing commission
commissure, commissura
commode, handy
commotion, concussion
commotionné, concussed
commun, common
communication, communication

  – interauriculaire, atrial septal defect
  – interventriculaire, ventricular septal defect
compartiment, compartment
compas, compass
  – à calibrer, calipers
compatibilité, compatibility
compatible, consistent
compensation, compensation
compétence, skill
complément, complement
complet, complete, comprehensive, full, whole
complexe, complex
  – apparenté au SIDA, AIDS related complex (ARC)
  – d'infériorité, inferiority complex
  – pointe-onde, spike and wave
compliance, compliance
complication, complication
compliqué, complicated
comportement, behavior
  – alimentaire, feeding behavior
comportementalisme, behaviorism
composant, component
composé, compound
compréhension, comprehension, apprehension, understanding
compresse, compress, pad
compression, compression
  – médullaire, cord compression
comprimé, tablet
comprimer, squeeze
comptage, counting
compte, count
compte-goutte, dropper
compter sur, rely
compte-rendu, account, report
compteur, counter
  – Geiger, Geiger counter
concavité, concavity
concentration, concentration

concentré, concentrate
concentrique, concentric
conception, conception
concerné, involved
concis, compact
concrétion, concretion
condensateur, condenser
condensation, condensation
conditionnement, conditioning, packaging
condom, condom
conductance, conductance
conducteur, conductor
conduction, conduction
 – osseuse, osteophony
conduit, canal, duct, meatus
conduite, drive
 – à tenir, approach
condyle, condyle
condylome, condyloma
cône, cone
confabulation, confabulation
conférence, lecture
confiance, confidence, trust
conflit, conflict
conformité, compliance
confort, comfort
confusion, confusion
 – mentale, delirium
congélation, freezing
congénital, congenital
congestif, suffused
congestion, congestion
congrès, congress
conisation, conization
conjonctif, connective
conjonctive, conjunctiva
conjonctivite, conjunctivitis
conjugué, conjugate
connaissance, cognition, knowledge
connecté, on line
connu, known
conque, concha auris
consanguinité, consanguinity
conscient, conscious

conseil, advice
conservateur, conservative
conserve, canned food
conserver, retain
consigne, command
consolidation, consolidation, union
consommation, consumption
 – d'oxygène, oxygen uptake
constant, consistent
constante, constant
constipation, constipation
constitutionnel, constitutional
constriction, constriction
consultation, counselling
 – médico-psychologique, guidance center
contact, contact, relation
contage, contact
contagieux, contagious
contagion secondaire, cross-infection
contaminé, contaminated
contention, bracing
contenu, content
contesté, challenged
contingent, quota
contondant, blunt
contour, outline
contraceptifs oraux, contraceptive pills
contraception, contraception
contraction, contraction
 – en sablier, hourglass contraction
contracture, contracture
 – ischémique, ischemia contracture
contradictoire, conflicting
contraignant, demanding
contrainte, stress, constraint
contre-indication, contraindication
controlatéral, contralateral
contrôle, control
contrôler, check

contusion, bruise, contusion
convalescence, convalescence
convection, convection
convergence, convergence
conversion, conversion
convexe, convex
convulsion, convulsion
copulation, copulation
coqueluche, pertussis, whooping cough
coquillage, shellfish
coquille, shell
cor, clavus, corn
coracoïde, coracoid
corde, cord, rope
cordon, chorda, cord
  – de la moelle épinière, funiculi of the spinal cord
  – sanitaire, sanitary cordon
  – spermatique, spermatic cord
corne, horn
corné, keratic
cornée, cornea
cornets des fosses nasales, turbinate bones
cornue, retort
coroner, coroner
coronoïde, coronoid
corps, body, corpus, shaft
  – calleux, corpus callosum
  – cellulaire, cell body
  – ciliaire, ciliary body, corpus ciliare
  – étranger, foreign body
  – genouillé, geniculate body
  – jaune, corpus luteum
corpulence, corpulence, corpulency
corpuscule, body, corpuscle
correctif, corrective
corrosif, corrosive
cortex, cortex
cortical, cortical
corticostéroïde, adrenocortical steroids, corticosteroid
corticosurrénale, adrenal cortex

corticothérapie, steroid therapy
corticotrope, corticotrophic
cortisol, cortisol
cortisone, cortisone
coryza, coryza
cosmétique, cosmetic
costal, costal
costochondrite, costochondritis
costume, suit
cotation, score
  – d'Apgar, Apgar's score
côte, rib
côté, side
cotylédon, cotyledon
cou, neck
couche, coat, layer, lying, sheet, stratum
couché, recumbent
couche de cellules à épines, prickle-cell layer
couches de bébé, diaper
coude, cubit, cubitus, elbow
cou-de-pied, instep
couleur, colour
couloir de marche, walking tank
coup, bump, shot
  – de chaleur, heat stroke
  – de pied, kick
  – de soleil, sunburn
  – d'œil, glance
  – du lapin, whiplash injury
coupable, culprit
coupe, cup, slice
couplage, coupling
coupure, cut
  – de courant, power cut
courant, current, stream
  – alternatif, alternating current
  – entrant, inward current
courbature, lameness
courbe, bend, curve
courbure, flexure
couronne, crown
  – de dent, corona dentis
courrier, mail
cours, course

cours, en, on going
court, short
court-circuit, short circuit, bypass
coussinet, pad
couture, seam
couturier, sartorius muscle
couverture, coverage
couveuse, incubator
coxalgie, coxalgia
crachat, sputum
crainte, fear
crampe, cramp
　– des écrivains, writers' cramp
crâne, cranium, skull
cranioclaste, cranioclast
craniométrie, craniometry
craniopharyngiome, craniopharyngioma
craniosténose, craniostenosis
craniosynostose, craniosynostosis
craniotabès, craniotabes
craniotomie, craniotomy
crase, crasis
créatine, creatine
créatinine, creatinine
crèche, day nursery
crème, cream
crépitation, crepitus
crête, crest, ridge
　– ampullaire, acoustic crest
　– iliaque, iliac crest
crétinisme, cretinism
creux, hollow
crevasse, crevice
cri, cry, shout
criblage, screening
criblé, cribriform
crise, attack, crisis, seizure, spell
　– d'épilepsie, epileptic crisis, epileptic seizure
cristallin, lens
cristalloïde, crystalloid
cristallurie, crystalluria
critère, criteria
　– principal d'évaluation, main end point

critique, critical
crochet, hook
crochu, os, uncinate bone
croissance, growth
croissant, crescent
croup, croup
croûte, crust, scab
　– de lait, milkcrust
crucial, crucial
cruciforme, cruciform
crural, crural
cryesthésie, cryesthesia
cryoanalgésie, cryoanalgesia
cryochirurgie, cryosurgery
cryothérapie, cryotherapy
cryptorchidie, cryptorchism
cubitus, cubit, cubitus, ulna
cuillère, spoon
　– à café, teaspoon
　– à soupe, tablespoon
cuillérée, spoonful
cuisse, thigh
cuivre, copper
cul de sac de Douglas, Douglas'pouch
culdoscopie, culdoscopy
culot urinaire, urinary sediments
culotte, knickers
culture, culture
cunéiforme, cuneiform, sphenoid
curare, curare
curatelle, guardianship
curatif, curative
cure, cure
　– de dégoût, aversion therapy
　– de sommeil, sleep treatment
　– thermale, crenotherapy
curetage, curettage
curette, curette
curieux de savoir, eager
cutané, cutaneous
cuticule, cuticle
cuvette, basin, pan
cyanocobalamine, cyanocobalamin
cyanose, cyanosis

cycle, cycle
  – anovulatoire, anovulatory cycle
  – de Krebs, citric acide cycle, Krebs' cycle
cyclite, cyclitis
cyclodialyse, cyclodialysis
cycloplégie, cycloplegia
cyclothymie, cyclothymia
cyclotomie, cyclotomy
cylindre, cast
  – épithélial, epithelial cast
  – hématique, blood cast
  – urinaire, urinary cast
cyphoscoliose, kyphoscoliosis
cyphose, kyphosis
cystadénome, cystadenoma
cystectomie, cystectomy
cysticercose, cysticercosis
cystinose, cystinosis
cystinurie, cystinuria

cystite, cystitis
cystocèle, cystocele
cystographie, cystography
cystométrie, cystometry
cystoscope, cystoscope
cystostomie, cystostomy
cystotomie, cystotomy
cytochrome, cytochrome
cytogénétique, cytogenetics
cytologie, cytology
  – exfoliative, exfoliative cytology
cytolyse, cytolysis
cytomètre, cytometer
cytopathogène, cytopathic
cytoplasme, cytoplasm
cytotoxine, cytotoxin
cytotoxique, cytotoxic
cytotrophoblaste, cytotrophoblast

D

dacryoadénite, dacryoadenitis
dacryocystite, dacryocystitis
dacryo-cystorhinostomie,
 dacryocystorhinostomy
dacryolithe, dacryolith
dactylie, dactylitis
dactylologie, dactylology
daltonisme, colour blindness, daltonism
dangereux, hazardous
danse de Saint Guy, Saint
 Vitus'dance
dard, sting
dartre, scurf
darwinisme, darwinism
date, date
 – limite, dead line
 – de péremption, expiry date
de côté, sideways
 – long en large, to and fro
déambulateur, walker
débat, talk
débile, dull, feeble minded
 – mental, moron
débilité, debility, infirmity,
 weakness
débit, outflow, flow, output
 – cardiaque, cardiac output
 – de pointe, peakflow
 – expiratoire, expiratory flow
 rate
 – sanguin, blood flow
débordement, overflow
debout, erect, standing
début, onset, beginning, start
décalage, time lag
 – horaire, jet-lag

décapsulation, decapsulation
décennie, decade
décérébré, decerebrate
décharge, discharge, firing
déchet, waste
déchiré, torn
déchirer en lambeau, tease
déchirure, laceration
décibel (db), decibel (db)
déclaré, reported
déclarer, notify
déclenchant, triggering
décollation, decapitation
décollement, detachment
décolorant, bleach
décompensation, decompensation
décomposition, breakdown,
 decay, decomposition
décompression, decompression
déconditionnement, deconditioning
**déconnexion interhémisphéri-
 que**, split brain
décontracturant, relaxant
découverte, finding
décubitus, reclined position
décussation, decussation
dédoublement, duplication, splitting
défaillance, lapse
défaillant, faltering
défaut, bug, defect, flaw
défaut, à, failing this
défécation, defecation
défectueux, faulty
défi, challenge
défiance, distrust
défibrillateur, defibrillator
défibriné, defibrinated
déficit musculaire, muscle
 weakness
déformation, deformity, strain
dégel, thaw
dégénérescence, degeneration
 – graisseuse, fatty degeneration

déglutition, deglutition
dégradation, dégradation
dégraissage, downsizing
degré, grade
déjà-vu, pseudomnesia
délai, delay
délaissé, derelict
délétion, deletion
délirant, delusional
délire, delusion, rave
delirium tremens, delirium tremens
délit, offense
délivrance, expulsion of placenta, placental birth
délivre, after-birth
deltoïde, deltoid
demande de candidature, application
demander, call for
démangeaison, itching
démarcation, demarcation
démarche, gait
   – dandinante, waddling gait
   – festinante, festinating gait
   – titubante, staggering gait, drunken gait
démence, dementia, lunacy
dément, dement, lunatic
demi, half
demi-vie, half-life
démographie, demography
dénaturation, denaturation
dendrite, dendrite
dénégation, negation
dénervé, denervated
dengue, dengue
dénomination commerciale, proprietary name
denrée alimentaire, food stuff
denrées, goods
densité, density
dent(s), tooth, teeth
dent incluse, impacted tooth
dents de lait, deciduous teeth, milk teeth

dentaire, dental
denté, dentate
dentelle, lace
dentier, denture, false teeth
dentine, dentin
dentiste, dentist
dentition, dentition
dénutrition, denutrition
déodorant, deodorant
dépassement, overshoot
dépasser, exceed, outweigh
dépendance, dependance
dépense, expenditure
   – d'énergie, energy output
dépersonnalisation, depersonalization
dépilatoire, depilatory
dépistage, case finding, screening
déplacement, displacement, shift, travel
déplétion, depletion
dépliant, leaflet
déplier, unfold
dépôt, deposit
dépresseur, depressant
dépression, depression
   – d'involution, involutional depression
   – nerveuse, nervous breakdown
   – réactionnelle, reactive depression
déprimé, depressed
dérivation, bypass, derivation, lead, shunt
   – bipolaire, bipolar lead
dérivé, derivative
dermatite, dermatitis
dermatoglyphes, dermatoglyphics
dermatographie, dermatography
dermatologie, dermatology
dermatologiste, dermatologist
dermatome, dermatome
dermatomycose, dermatomycosis
dermatomyosite, dermatomyositis

dermatophyte, dermatophyte
dermatophytose, ringworm
dermatose, dermatosis
derme, cutis, derma, dermis
dermite professionnelle, industrial dermatitis
dermographie, dermographia
dernier, last
  – **recours**, last resort
derrière, bottom
désaccord, disagreement, discrepancy
désamination, deamination
désarticulation, disarticulation
descendant, descending
désensibilisation, desensitization
déséquilibre, imbalance, unbalance
déshabiller, undress
déshydratation, dehydratation
déshydrogénase, dehydrogenase
désignation, pointing out
désinfectant, disinfectant
désinfestation, disinfestation
désintoxication, detoxication
désir obsédant, craving
desmoïde, desmoid
désodorisant, deodorant
désorientation, bewilderment, disorientation
désoxydation, deoxidation
desquamation, desquamation, peeling
dessiccation, desiccation
dessin, drawing, picture
dessous, below
destin, fate
destiné à, aimed at, intended
désuet, obsolete
détendeur, pressure reducer
détendu, loose
détenu, inmate
détergent, detergent
détérioration, deterioration
déterminant antigénique, antigenic determinant

détermination, assay
déterminer, ascertain
détersion, cleaning
détournement, steal
détoxication, detoxication
détresse, distress
détritus, detritus, litter
détroit, strait
  – **inférieur**, pelvic outlet
  – **inférieur du bassin**, inferior pelvis strait
détrusor, detrusor urinae
deutéranomalie, deuteranomaly
deux fois, twice
devant, front, in front of
développement, development
déversement, spillage
déviation, deviation
devoir, duty
dextran, dextran
dextrine, dextrine
dextrocardie, dextrocardia
dextrose, dextrose
diabète, diabetes
  – **insipide**, diabetes insipidus
  – **sucré**, diabetes mellitus
diabétique, diabetic
diabétogène, diabetogenic
diagnostic, diagnosis
  – **par excès**, overdiagnosis
diagnostique, diagnostic
dialyse, dialysis
diamètre, diameter
  – **promonto-rétropubien**, conjugate diameter
diapason, tuning fork
diapédèse, diapedesis
diaphorétique, diaphoretic
diaphragmatique, phrenic
diaphragme, diaphragm, midriff
diaphyse, diaphysis
diarrhée, diarrhea
diarthrose, diarthrosis
diastase, diastase
diastole, diastole
diastolique, diastolic

diathermie, diathermy
diathèse, diathesis
dicrote, dicrotic
dictionnaire Vidal, french data sheet compendium
diélectrique, dielectric
diététicien, dietetitian
diététique, dietetics
différer, postpone
difficulté, trouble
diffraction, diffraction
diffusion, broadcast, diffusion
diformité, deformity
digestion, digestion
digitale, digitalis
dilacération, laceration
dilatateur, dilatator
dilatation, dilatation
 – par bougies, bougienage
dilution, dilution, potency
dimercaprol (BAL), dimercaprol (BAL)
diminuer, lessen
diminution, decrement, decrease
dioptrie, dioptre
dioxyde, dioxide
diphtérie, diphtheria
diplégie, diplegia
diplocoque, diplococcus
diploïde, diploid
diplopie, diplopia, double vision
dipsomanie, dipsomania
directeur, manager
disaccharide, disaccharide
discision, needling
discours, speech
discret, discrete
discussion, talk
discuter, argue
disjonction, disjunction
disparition, disappearance
dispersion, scatter
disponibilité, availability, readiness
 – biologique des médicaments, bioavailability

disponible, available
dispositif, device, handling
 – intra-utérin, intrauterine contraceptive device
disposition, affect, arrangement, array
disproportion, disproportion
disque, disc ou disk
disquette, floppy disk
dissection, dissection
dissémination, spread
disséminé, disseminated
dissimulation, hiding
dissociation, dissociation
dissolution, dissolution
distal, distal
distance, à, remote
distendu, patulous
distichiase, distichiasis
distillation, distillation
diurèse, diuresis, urine output
diurétique, diuretic
diurne, diurnal
divan, couch
divergence, discrepancy
divers, miscellaneous
diverticule, diverticulum
diverticulite, diverticulitis
diverticulose, diverticulosis
division, division
DL 50, LD50
doigt, dactyl, digit, finger
 – à ressort, snapping finger
 – en marteau, mallet finger
doigtier, finger cot
dôme pleural, cervical pleura
domicile, home
dominant, dominant
dommage, mischief
données, data
 – brutes, raw data
 – de pharmacovigilance, safety data
donner, give
 – naissance, bear
donneur, donor, giver

dopage, doping
dopamine, dopamine
dopant, dope
dopa-réaction, dopa reaction
dorloter, pamper
dormant, quiescent
dorsal, dorsal
dorsalgie, backache
dorsiflexion, dorsiflexion
dos, back, dorsum
dosage, assay, bioessay
  – immunologique, immunoassay
  – radio-immunologique, radio-immunoassay
dose, dose
  – létale médiane (DL 50), median lethal dose (LD 50)
dossier, back-rest, file
  – clinique, clinical file
  – de demande d'autorisation, marketting autorisation file
  – de soin, patient chart
doter, endow
douille, socket
douleur, ache, agony, dolor, pain
  – de croissance, growing pain
  – exquise, sharp pain
  – fulgurante, lightning pain
  – pelvienne intermenstruelle, midpain
  – projetée, referred pain
  – vive, pang
douloureux, aching, painful, sore
douve, fluke
doux, bland, gentle, mild, soft
dragée, sugar-coated pill
drain, drain, drainage tube
drap, sheet
drépanocytose, sickle-cell anemia
droit, dexter, erect, right, straight

dumping syndrome, dumping syndrome
duodénal, duodenal
duplication, duplication
dur, hard, tough
durcissement, hardening
dure-mère, dura mater
durillon, corn
dysarthrie, dysarthria
dyschésie, dyschezia
dyschondroplasie, dyschondroplasia
dyscorie, dyscoria
dysdiadococinésie, dysdiadocokinesia
dysenterie, dysentery
dysesthésie, dysesthesia
dysfonctionnement, dysfunction
dysgénésie gonadique, gonadal dysgenesis
dyshidrose, pompholyx
dyskinésie, dyskinesia
dyslalie, dyslalia
dyslexie, dyslexia
dysménorrhée, dysmenorrhea
dysostose, dysostosis
  – cléido-crânienne, cleidocranial dysostosis
dyspareunie, dyspareunia
dyspepsie, dyspepsia
dysphagie, dysphagia
dysplasie, dysplasia
dyspnée, dyspnea, breathlessness
  – de Kussmaul, air hunger
dystocie, dystocia
dystrophie, dystrophy
  – musculaire progressive, muscular dystrophy
  – pulmonaire progressive, vanishing lung
dysurie, dysuria

E

eau, water
  – **de Javel**, bleaching water
  – **libre**, free water
  – **potable**, drinking water
eaux usées, sewage
éblouissement, dizziness, glare
ébranlement, concussion, shaking
ébriété, drunkenness
ébullition, boiling
écaille, scale, squama
écart, interval
  – **type**, standard deviation
écarter, discard
écarteur, retractor
ecchondrome, ecchondroma
ecchymose, bruise, ecchymosis
échancrure, incisura, notch
échange, exchange
échantillon, sample, specimen
échantillonnage, sampling
échappement, escape
écharpe, scarf, sling
échec, failure
  – **thérapeutique**, treatment
  failure
échelle, scale, ladder
  – **colorimétrique**, colour chart
  – **d'appréciation**, rating scale
  – **d'autoévaluation**, self rating
  scale
échinocoque, Echinococcus
échocardiographie, echocardiography
échographie, ultrasonography
écholalie, echolalia
échouer, fail
éclair, flash

éclaircissement, enlightening
éclampsie, eclampsia
éclat, glitter, splinter
éclater, burst
éclosion, outbreak
école, school
écologie, ecology
économe, sparing
écoulement, discharge, drip, flow
  – **gazeux**, air flow
  – **polluant**, effluent
écouvillon, swab
écran, filter, screen, shield
  – **fluorescent**, fluorescent
  screen
écrasement, squash
ectasie, ectasia
ectoderme, ectoderm
ectopique, ectopic
ectrodactylie, ectrodactylia
écumeux, frothy
eczéma, eczema
édenté, toothless
EDTA, EDTA
édulcorant, sweetness
effecteur, effector
efférent, efferent
effervescent, effervescent
effet, effect
  – **cumulatif**, cumulative action
  – **de masque**, masking effect
  – **indésirable**, adverse effect,
  adverse reaction
  – **secondaire**, side effect
efficace, effective, efficient
efficacité, efficiency
effleurage, effleurage
effort, effort, exercise, strain
  – **expulsif**, bearing down
effractif, invasive
effrayer, scare
effroi, fright
effusion, effusion
égocentrique, egocentric
égout, sewer
égratignure, scratch

éjaculation, ejaculation
élancement, twinge
élargissement, widening
élastine, elastin
élastique, elastic
élastose, elastosis
électrocardiogramme (ECG), electrocardiogram (ECG)
électrochoc, electroconvulsive therapy
électrode, electrode
électroencéphalogramme (EEG), electroencephalogram (EEG)
électrolyse, electrolysis
électrolyte, electrolyte
électromagnétique, electromagnetic
électromyographie (EMG), electromyography (EMG)
électron, electron
électrophonocardiographie, electrocardiophonography
électrophorèse, electrophoresis
électrorétinogramme, electroretinogram
électuaire, lincture
élément, cell, element
 – surajouté, overlay
éléphantiasis, Barbados leg, elephantiasis
 – familial, Milroy's disease
élévation, raise
élevé, high
élimination, elimination, disposal
élixir, elixir
élution, elution
émail, enamel
émanations, fumes
emballage, packaging, wrapper
embarure, depressed fracture
embole, embolus
embolectomie, embolectomy
embolie, embolism
 – graisseuse, fat embolism
embout buccal, mouth piece

embrochage, pinning
embryologie, embryology
embryome, embryoma
embryon, embryo
embryopathie, embryopathy
embryotome, embryotome
embryotomie, embryotomy
émétique, emetic
éminence, eminence, protuberance
 – hypothénar, hypothenar eminence
 – thénar, thenar eminence
émission, emission
emmétropie, emmetropia
émollient, demulcent, emollient
émotion, emotion
émoussé, blunt, obtuse
empâtement, pastiness, slurring
empathie, empathy
emphysème, emphysema
empiéter, trespass
empilement, stacking
empirisme, empiricism
emploi, use
 – abusif, abuse
empreinte, print
 – digitale, finger print
emprise, mastery
empyème, empyema
émulsion, emulsion
en tout cas, at any rate
énarthrose, enarthrosis
encart publicitaire, advertising insert
enceinte, gravid, pregnant
encéphale, brain, encephalon
encéphaline, enkephalin
encéphalique, encephalic
encéphalite, encephalitis
encéphalocèle, encephalocele
encéphalographie, encephalography
encéphalomacie, encephalomacia
encéphalomyélite, encephalomyelitis

encéphalopathie, encephalopathy
enchondrome, enchondroma
enclouage, pegging, roding, nailing
enclume, incus
encoprésie, encopresis
encre, ink
endartérite, endarteritis
endémique, endemic
endocardite, endocarditis
endocervicite, endocervicitis
endocrine, endocrine
endocrinologie, endocrinology
endoderme, endoderm
endogène, endogenous
endolori, aching
endolymphe, endolymph
endomètre, endometrium
endométriome, endometrioma
endométriose, adenomyosis, endometriosis
endométrite, endometritis
endonèvre, endoneurium
endormi, asleep
endorphine, endorphin
endoscope, endoscope
endothéliome, endothelioma
endotoxine, endotoxin
endotrachéal, endotracheal
énergie, energy, input
énergique, drastic
énervant, enervating
enfance, childhood
enfant, child
   – adoptif, adopted child
enflé, turgid
engelure, chilblain, pernio
engendrer, breed
engourdissement, numbness
engrènement, rabbeting
enjambée, stride
enkysté, encysted
enlèvement, removal
ennui, bore
énolisme, alcoholism, ethylism

énophtalmie, enophthalmos
énorme, huge
énostose, enostosis
enquête, inquest, inquiry, probe, survey
enregistrement, record, recording
enregistreur, recorder
enrhumer (s'), catch a cold
enroué, hoarse
enseignement, teaching
ensemble, together
ensemencement, seeding
entérectomie, enterectomy
entérique, enteric
entérite, enteritis
entérocèle, enterocele
entérocolite, enterocolitis
entérocoque, enterococcus
entérokinase, enterokinase
entérolithe, enterolith
entéroptose, enteroptosis
entérosténose, enterostenosis
entérotomie, enterotomy
enterrer, bury
entier, complete, whole
entièrement, quite
entorse, sprain
entraînement, training
   – électrosystolique, pacing
entraîner (s'), train
entre-, inter-
entrecoupé, interspersed
entrecroisement, crossing over
entrée, aditus, inflow, admission, admittance, entrance, input
entreprendre, undertake
entretenir, maintain
entretien, maintenance, interview
énucléation, enucleation
énumération, list
énurésie, aconuresis, bedwetting enuresis
enveloppement, pack
envie de l'ongle, hangnail
environnant, surrounding

environnement, environment, surrounding
enzyme, enzyme
éosine, eosin
éosinophile, eosinophil
éosinophilie, eosinophilia
épaisseur, thickness
épaissi, inspissated
épanchement, effusion
épaule, shoulder
 – gelée, frozen shoulder
épendyme, ependyma
épendymome, ependymoma
éperon, spur
éphédrine, ephedrine
éphélide, ephelis, macula solaris
épiblépharon, epiblepharon
épicarde, epicardium
épicondyle, epicondyle
épicondylite, epicondylitis, tennis elbow
épicrâne, epicranium
épidémie, outbreak, epidemic
épidémiologie, epidemiology
épidémique, epidemic, outbreack
épiderme, epidermis
épidermolyse, epidermolysis
épidermophytose, epidermophytosis
épididymite, epididymitis
épidural, epidural
épigastre, epigastrium
épiglotte, epiglottis
épilation, epilation
épilepsie, epilepsy
épileptiforme, epileptiform, seizure-like
épileptogène, epileptogenic, epileptogenous, proconvulsivant
épine, spina
 – calcanéenne, calcaneal spur
épinèvre, epineurium
épiphyse, epiphysis, pineal gland
épiphysite, epiphysitis
épiplocèle, omentocele
épiploon, epiploon, omentum

épiploopexie, omentopexy
épisclérite, episcleritis
épisiotomie, episiotomy
épisode maniaque, acute mania
épistaxis, epistaxis
épithélial, epithelial
épithéliome, epithelioma
épithélium, epithelium
 – cilié, ciliated epithelium
épitrochlée, epitrochlea
éponge, sponge
épreuve, method, test, trial
 – à la phénol sulfone phtaléine, phenol red test
 – à la post-hypophyse, vasopressin test
 – de compatibilité sanguine, crossmatching
 – de la résistance globulaire, osmotic fragility test
 – talon-genou, heel-to-knee test
éprouvette, test glass
épuisé, exhausted
épuisement, burn up
 – par la chaleur, heat exhaustion
équilibre, balance, equilibrium
 – acido-basique, acid-base balance
équilibré, controlled
équipe, shift, team
 – de nuit, night shift
équipement, outfit
éraflement, erasion
éraflure, scrape
érecteur, erector
érectile, erectile
ergographe, ergograph
ergomètre, ergometer
ergonomie, ergonomy
ergostérol, ergosterol
ergot de seigle, rye smut
ergothérapie, occupational therapy
ergotisme, ergotism

érosion, erosion
érotique, erotic
errant, wandering
erreur, error, mistake
  – de groupage, mistyping
  – type, standard error
éructation, belching, eructation
éruption, eruption
  – cutanée, skin rash
érysipèle, erysipelas
érysipéloïde, erysipeloid
érythème, erythema, flare
  – fessier, napkinrash
  – noueux, erythema nodosum
  – polymorphe, erythema multiforme
érythroblaste, erythroblast
érythroblastose fœtale, erythroblastosis fetalis
érythrocyanose, erythrocyanosis
érythrocyte, erythrocyte
érythrocytopénie, erythrocytopenia
érythrocytose, erythrocytosis
érythrodermie, erythroderma
érythropoïèse, erythropoiesis
escabeau, stepladder
escalier, staircase
escarre, eschar
  – de décubitus, bedsore
  – de pression, pressure sore
ésérine, calabarine, eserine
ésotérique, esoteric
ésotropie, esotropia
espace, compartment, space
  – mort, dead space
  – mort respiratoire, dead volume
  – réticulé d'un os, cancellus bone
espacé, apart
espèce, species
espérance de vie, life expectancy
espoir, trust, hope
esprit, intellect, mind, psyche
esquille, splinter

essai, attempt, trial, try
  – biologique, bioassay
  – en double aveugle, double-blind trial
  – thérapeutique à l'insu, single-blind test
essence, essentiae, gasoline
essentiel, essential
essouflé, puffed
estime, regard
estomac, stomach
étagère, rack, shelf
étalon, standard
étalonnage, calibration
étanche, impervious
étape, stage, step
état, condition, state, status
  – antérieur, previous state
  – critique, plight
  – de mal, status
  – d'équilibre, steady state
  – nauséeux gravidique, morning sickness
  – physique, physique
étayer, support
étendu, extended, extensive
étendue, outspread, range, scope
éternuement, sneeze
éthique, ethics
ethmoïde, ethmoid
ethnologie, ethnology
étincelle, spark
étiologie, etiology
étiquette, label, tag
étirement, stretching
étoile, star
étourdissement, dizziness, giddiness
étrange, queer
étranger, strange, foreign
étranglement, constriction, strangulation
étrangler (s'), choke
être, being
étrier, stapes, stirrup
étude, study

étudier, investigate
étuve, drying stove, incubator
eugénie, eugenics
eunuque, eunuch
euphorie, euphoria
euploïde, euploid
euthanasie, euthanasia
évacuation, discharge, evacuation
évaluation, assessment, appraisal, rating
évanouissement, faint
évaporation, evaporation
éveillé, waking
éveinage, stripping
événement, event
éventration, eventration
éversion, eversion
évident, clear, obvious
éviscération, evisceration
évitable, avoidable
évitement, avoidance
éviter, prevent
évolué, advanced
évolutif, progressive
évolution, course, evolution, outcome, progress
évulsion, evulsion
exaltation, elation
examen, examination, exploration
   – de routine, check up
exanthème, exanthema, rash
exarcerbation, exacerbation
excédent, overage
excès, excess
excipient, excipient
excision, excision
   – de la pointe de la racine d'une dent, apicectomy
   – des hémorroïdes, hemorrhoidectomy
excitabilité, excitability
excluant, ruling out
excoriation, excoriation
excrément, excrement
excreta, excreta

excroissance, outgrowth
exemple, instance, sample
exentération, exenteration
exercice, exercise, practice
   – actif assisté, active assist exercise
exfoliation, exfoliation
exhibitionnisme, exhibitionism
exhumation, exhumation
exigence, requirement, demand
exogène, ectogenous, exogenous
exomphalos, exomphalos
exostose, exostosis
exotoxine, exotoxin
expansion, expansion
expectorant, expectorant
expectoration, expectoration, sputum
expérience, experiment
expérimental, experimental
expert, adept
exploration, exploration
exposition, display, exposure, exhibition
expressif, meaningful
expression, expression
expulsion, expulsion
exsangue, exsanguinate
exsanguino-transfusion, exchange trasfusion
exsudat, exudate
exsudation, exudation
extenseur, extensor
extensible, expandable
extension, extension
externe, external, lateral
extirper, extirpate
extracapsulaire, extracapsular
extracellulaire, extracellular
extrait, extract
extrasystole, extrasystole
extravasation, extravasation
extrémité, extremity, tip
extrinsèque, extrinsic
extroverti, extrovert

F

fabricant, manufacturer
face, face
facette, facet
facial, facial
faciès, facies
facile, easy
facteur, factor
 – **antihémophilique**, antihemophilic factor
 – **antinucléaire**, antinuclear factor
 – **antirachitique**, antirachitic factor
 – **de qualité**, quality factor
 – **intrinsèque**, intrinsic factor
 – **natriurétique auriculaire**, atrial natriuretic factor
factice, dummy, sham, hectic
facultatif, facultative
faculté, ability, faculty
faible, feeble, weak
faim, hunger
 – **douloureuse**, hungerpain
faire défaut, fail
 – **face**, cope
faisceau, beam, bundle, fascicle, tract
 – **de His**, atrioventricular bundle, His bundle
fait, event
falciforme, falciform
falsification, adulteration
familial, familial
famille, kin
famine, starvation
fanatisme, fanaticism
fantasme, fantasy

fantôme, ghost
faradisation, faradism
fascia, fascia
fasciculation, fasciculation, twitching
fascicule, fascicle
fatigue, fatigue, tiredness
fatigué, tired
fausse couche, miscarriage
 – **route**, false passage
fauteuil, arm chair
 – **roulant**, wheelchair
 – **roulant à main courante**, handrim wheelchair
faux, false, wrong
 – **du cerveau**, falx cerebri
favisme, favism
favus, favus
fébrile, febrile
fécalome, stercolith, fecal impaction
fèces, feces, stools
fécondation, fecundation
 – **in vitro**, test tube baby
fécondité, fecondity
félure, crack
femelle, female
femme, woman
 – **de ménage**, charge woman
fémoral, femoral
fémur, femur, thigh bone
fenêtre, fenestra, window
fente, cleft, fissure
 – **palatine**, cleft palate
 – **vulvaire**, vulval cleft
fer, iron
ferme, steady
fermé, closed
fermentation, fermentation
ferriprive, iron-deficient
fertilisation, fertilization
fertilité, fertility
fesse(s), buttock, nates
fessier, gluteal
fétichisme, fetichism

feuille, sheet
feuillet, leaflet
fiable, dependable, reliable
fibre, fiber, string
 – **afférente**, input fiber
 – **à chaine nucléaire**, nuclear chain fiber
 – **à sac nucléaire**, nuclear bag fiber
 – **grimpante**, climbing fiber
 – **moussue**, mossy fiber
 – **musculaire lisse**, smooth muscle fiber
 – **musculaires rapides**, fast muscle fibers
 – **musculaire striée**, striated muscle fiber
 – **nerveuse centrifuge**, centrifugal nerve fibre
 – **nerveuse myélinisée**, medullated nerve fibre
fibreux, fibrous, fibroid
fibrillation, fibrillation
fibrine, fibrin
fibroblaste, fibroblast
fibrocartilage, fibrocartilage
fibrochondrite, fibrochondritis
fibroélastose, fibroelastosis
fibrome, fibroma
 – **utérin**, fibroid
fibromyome, fibromyoma
fibrosarcome, fibrosarcoma
fibrose, fibrosis
fibrosite, fibrositis
ficelle, string
fiche, jack
fichier de données, data file
fidélité, faithfulness
fièvre, fever, pyrexia
 – **à phlébotome**, sandfly fever
 – **aphteuse**, foot and mouth disease
 – **bileuse hémoglobinurique**, blackwater fever
 – **éruptive**, spotted fever

 – **fluviale du Japon**, island disease
 – **intermittente**, ague
 – **jaune**, yellow fever
 – **pourprée des Montagnes Rocheuses**, American spotted fever
 – **quarte**, quartan fever
 – **récurrente**, relapsing fever
 – **récurrente africaine**, African tick fever
 – **rémittente**, remittent fever
 – **tierce**, tertian fever
 – **typhoïde**, enteric fever, typhoid fever
fièvreux, feverish
figure, face
fil métallique, wire
filaire, filaria
 – **de Médine**, guineaworm
filament, filament, filum
 – **épais**, thick filament
 – **glissant**, sliding filament
filiforme, filiform
fille, daughter
filtration, filtration
filtre, filter
filum, filum
 – **terminale**, filum terminale
finalement, eventually
financier, sponsor
fissure, fissure
fistule, fistula
fixation, binding, fixation, uptake
flacon, vial
flagellation, flagellation
flagelle, flagellum
flambée, outbreak
flasque, flabby, flaccid, floppy
flatulence, flatulence, flatus
flatuosité, flattus
fléchisseur, flexor
flexion, flexion, flexure
flou, blurred, hazy
fluctuation, fluctuation
fluidifiant, mucolytic

fluor, fluorine
fluoration, fluoridation
fluorescéine, fluoresceine
fluoroscopie, fluoroscopy
flutter, flutter
flux, flow, flux
  – entrant, influx
fluxion, fluxion
fœtal, fetal
fœtus, fetus
foie, hepar, liver
  – clouté, hobnail liver
folie, insanity, madness
folliculaire, follicular
follicule, follicle
  – pileux, hair follicle
fonction, function
fond, background, bottom, fundus
  – d'œil, eyeground
fondamental, basic, fundamental
fondement, basis
fondre, melt
fongicide, fungicide
fontanelle, fontanelle
foramen, foramen
force, force, strength
  – de préhension, grip strength
  – électromotrice, electromotive force
forceps, forceps
foret, drill
forfait, package deal
formation, training
forme, form, shape
  – galénique, formulation
formulaire, form, formulary
formule leucocytaire, differential leukocyte count
fornix, fornix
fort, strong
fortuit, casual
fosse, fossa
fossette, dimple, pit
fou, insane, mad
foudroyant, fulminating
foule, crowd

fourbu, worn out
fourchette, fork, range
  – thérapeutique, therapeutic range
fourmi, ant
fourmillement, formication
fourniture, supply
fourreau, socket
fovea, fovea
foyer, focus
fraction, fraction
fracture, break, fracture
  – d'une ankylose, arthroclasia
  – de fatigue, stress fracture
  – en bois vert, greenstick fracture
  – ouverte, compound fracture
fragilité, fragility
  – osseuse, brittle bones, fragilitas ossium
fragment, fab
frais, cool, fresh
fraise, abrasor, drill, burr
frange, fimbria
frapper, hit
fratrie, siblings, sibship
frein, frenum
frêle, slight
frémissement, fremitus, thrill
fréquence, frequency, incidence, rate
  – cardiaque, heart rate
freudien, freudian
friction, friction
frictionner, rub in, rub down
frigidité, frigidity
frisson, chill, shiver
froid, cold
front, brow, forehead, front
frontal, frontal
frottement, friction sound, rub
frottis, smear
fructose, fructose, levulose
fructosurie, fructosuria
fuite, flight, leakage
fumigation, fumigation

fundus, fundus
funiculite, funiculitis
fureur, tantrum
furoncle, boil, carbuncle, furuncle
furonculose, furunculosis

fuseau, spindle
— **achromatique**, achromatic spindle
fusiforme, fusiform
fusion, melting, merger

G

gachette, trigger
gaine, sheath
 – de Schwann, neurilemma
galactocèle, galactocele
galactorrhée, galactorrhea
galactose, galactose
galactosémie, galactosemia
gale, itch, scabies
 – des blanchisseurs, dhobie itch
galvanisme, galvanism
galvanomètre, galvanometer
gamète, gamete
gammaglobuline, gammaglobuline
gamme, range
gangliectomie, ganglionectomy
ganglion, ganglion, node
 – de Gasser, trigeminal ganglion
 – géniculé, geniculate ganglion
 – lymphatique, lymphatic node
 – spinal, spinal ganglion
 – stellaire, stellate ganglion
gangrène, gangrene
 – gazeuse, gas gangrene
gant, glove
gap junction, gap junction
garant, warrant
garde de nuit, night watch
garder, keep
gare, station
gargarisme, gargle
gargouillement, gurgling
gargoylisme, gargoylism
garrot, tourniquet
gastrectomie, gastrectomy

gastrine, gastrin
gastrique, gastric
gastrite, gastritis
gastrocèle, gastrocele
gastroentérite, gastroenteritis
gastroentérostomie, gastroenterostomy
gastrojéjunostomie, gastrojejunostomy
gastrolyse, gastrolysis
gastropexie, gastropexy
gastroptose, gastroptosis
gastroscope, gastroscope
gastrostomie, gastrostomy
gastrulation, gastrulation
gâté, spoiled
gauche, left
gaucher, left handed
gavage, gavage
gaz, gas
 – carbonique (CO_2), carbon dioxide gas (CO_2)
 – d'échappement, exhaust fumes
 – intestinal, flatus
 – propulseur, propellent gas
gaze, gauze
géant, giant
geindre, whine
gel, gel, jelly
gélatine, gelatin
gélose, agar
gelure, frostbite
gémir, groan
gênant, inconvenient, troublesome
gencive, gum
gène, gene
gêne, discomfort
général, general, systemic
généraliste, general practitioner
génération, generation
génétique, genetic, genetics
génome, genome
génotype, genotype
genou, genu, knee
 – instable, trick knee

genre, type
genu valgum, in knee, knock knee
  – **varum**, bowleg, out knee
gerçure, chap
gériatrie, geriatrics
germe, germ
germe, sans-, germ-free
germicide, germicide
gérontologie, gerontology
gestation, gestation
gestion, management
giardiase, giardiasis
gibbosité, hunchback
gicler, squirt
gigantisme, gigantism
gingival, gingival
gingivite, gingivitis
ginglyme, ginglymus
givre, frost
glabelle, glabella
glace, ice
glaireux, glairy
gland, glans
glande, gland
  – **apocrine**, apocrine gland
  – **endocrine**, ductless gland
  – **mammaire**, mammary gland
  – **pinéale**, epiphysis cerebri
  – **salivaire**, salivary gland
  – **sébacée**, sebaceous gland
  – **surrénale**, adrenal gland
glaucome, glaucoma
glénoïde, glenoid
gliome, glioma, neuroglioma
gliomyome, gliomyoma
glissement, slipping
global, overall
globe oculaire, eyeball
globule, blood cell
  – **polaire**, polar body
globuline, globulin
  – **antilymphocytaire**, antilymphocyte globulin
glomérule, glomerulus
glomérulonéphrite, glomerulonephrite

glomus carotidien, carotid body
glossite, glossitis
glossodynie, glossodynia
glossopharyngien, glossopharyngeal
glossoplégie, glossoplegia
glotte, glottis
glucagon, glucagon
glucide, carbohydrate
glucocorticoïdes, glucocorticoids
glucose, glucose
gluten, gluten
glycémie, blood glucose, glycemia
  – **à jeun**, fasting glycemia
glycérine, glycerin
glycine, glycine
glycogène, glycogen
glycogenèse, glycogenesis
glycogénolyse, glycogenolysis
glycolyse, glycolysis
glycoprotéine, glycoprotein
glycosurie, glycosuria
gnathique, gnathic
godet, scutulum
goître, goiter
gomme, gumma
gonade, gonad
gonadotrophine, gonadotrophin
gonadotrophique, gonadotrophic
gonflé, swollen
gonocoque, gonococcus
gonorrhée, gonorrhea
gorge, throat
gorgée, swallow
gouge, gouge
goût, taste
goutte, bead, drop, gout
  – **-à-goutte**, drip, intravenous drip, drop by drop
gouttière, groove, splint
grabataire, bedridden
gradient, gradient
grain, bead
graisse, fat
graisseux, fatty
gramme, gram

grand, large, tall
 – os du carpe, capitate
grandes lèvres, labia majora
grandeur, size
granulaire, granular
granule, granule
granulocyte, granulocyte
granulomatose, granulomatosis
granulome, granuloma
graphe, graph
graphique, chart, diagram
gras, fatty
grave, severe
gravide, gravid
gravier, gravel
gravité, gravity
greffe, graft
 – cornéenne, corneal graft
 – osseuse, bone graft
grenouille, frog
grenouillette sublinguale,
 ranula
grille, grid

grippe, flu, grippe, influenza
gros, large
grossesse, gestation, pregnancy
 – extra-utérine, ectopic pregnancy, extrauterine gestation
 – multiple, multiple pregnancy
 – prolongée, postmaturity,
 post-term pregnancy
grosseur, lump
grossier, crude
groupage, typing
 – sanguin, blood grouping
groupe, group
 – sanguin, blood type
guêpe, wasp
guérison, cure, healing, recovery
 – sans rechute, relapse-free
 cure
guide, director
gustatif, gustatory
gynécologie, gynecology
gynécomastie, gynecomastia

H

habileté, skill
habitant, inmate
habitude, habit
habitué, used
habituel, usual
HAD, ADH
haleine, breath
  – **mauvaise**, offensive breath
halitose, halitosis
hallucination, delusion, hallucination, illusion
hallucinogène, hallucinogen
hallucinose pédonculaire, peduncular hallucinosis
hallux, hallux
halogène, halogen
haltère, dumbbell
hamartome, hamartoma
hanche, coxa, hip
handicapé, handicapped
haploïde, haploid
haptène, hapten
harcèlement, harassment
hasard, chance, random
haschisch, cannabis
haut, high
  – **de gamme**, top of the line
  – **parleur**, loud speaker
hauteur, height
  – **d'un son**, pitch
haut-le-cœur, retching
hébéphrénie, hebephrenia
hébergement, housing
hédonisme, hedonism
hélice, helix
héliothérapie, heliotherapy
hélium, helium

hélix, helix
helminthe, helminth
helminthiase, helminthiasis
helminthologie, helminthology
hémagglutinine, hemagglutinin
hémangiome, hemangioma
hémarthrose, hemarthrosis
hématémèse, hematemesis
hématie, red blood cell
hématine, hematin
hématinique, hematinic
hématocèle, hematocele
hématocolpos, hematocolpos
hématocrite, hematocrit
hématologie, hematology
hématome, hematoma
  – **extradural**, epidural hematoma
  – **rétroplacentaire**, abruptio placentae
hématomètre, hematometra
hématomyélie, hematomyelia
hématoporphyrine, hematoporphyrin
hématosalpinx, hematosalpinx
hématoxyline, hematoxylin
hématozoaire, hematozoa
hématurie, hematuria
hème, heme
héméralopie, hemeralopia, night blindness, nyctalopia
hémianopsie, hemianopsia
hémiatrophie, hemiatrophy
hémiballisme, hemiballismus
hémicolectomie, hemicolectomy
hémicrânie, hemicrania
hémiparésie, hemiparesia
hémiplégie, hemiplegia
hémiptère, bug
hémisphère, hemisphere
hémizygote, hemizygous
hémochromatose, hemochromatosis
hémoconcentration, hemoconcentration
hémocytomètre, hemocytometre

hémodialyse, hemodialysis
hémoglobine, hemoglobin
hémoglobinomètre, hemoglobinometer
hémoglobinurie, hemoglobinuria
hémogramme, blood cells count
hémolyse, hemolysis
hémolysine, hemolysin
hémolytique, hemolytic
hémopathie, blood disease
hémopéricarde, hemopericardium
hémopéritoine, hemoperitoneum
hémophile, bleeder, hemophiliac
hémophilie, hemophilia
hémophtalmie, hemophthalmia
hémopoïèse, hemopoiesis
hémopoïétine, hemopoietin
hémoptysie, hemoptysis
hémorragie, hemorrhage
  – occulte, occult blood
  – sous-durale, subdural hemorrhage
  – utérine, flooding
hémorroïdes, hemorrhoids, piles
hémostase, hemostasis
hémostatique, hemostatic
hémothorax, hemothorax
héparine, heparine
hépatectomie, hepatectomy
hépatique, hepatic
hépatisation, hepatization
hépatite, hepatitis
hépatocèle, hepatocele
hépatocyte, hepatic cell
hépatolenticulaire, hepatolenticular
hépatome, hepatoma
hépatomégalie, hepatomegaly
hépatosplénomégalie, hepatosplenomegaly
héréditaire, hereditary, innate
hérédité, heredity, inheritance
hermaphrodite, hermaphrodite
hermétique, hermetic
hernie, hernia, rupture

  – diaphragmatique, diaphragmatic hernia
  – discale, disc herniation, prolapsed disc
  – hiatale, hiatus hernia
hernioplastie, hernioplasty
herniorraphie, herniorrhaphy
herniotomie, herniotomy
héroïne, heroin
herpangine, herpangine
herpès, herpes simplex
herpétiforme, herpetiform
herpétique, herpetic
hétérogène, heterogenous
hétérogreffe, alloplasty, heterograft
hétérologue, heterologous
hétérophorie, heterophoria
hétérotropie, heterotropia
hétérozygote, heterozygous
heures creuses, off peak hours
hidrosadénite, hidradenitis
hidrose, hidrosis
hilaire, hilar
hile, hilum
hippocampe, hippocamp
hippocratique, hippocratic
hippocratisme, clubbing
hirsutisme, hirsutism, pilosis
histamine, histamine
histidine, histidine
histiocyte, histiocyte
histochimie, histochemistry
histogenèse, histogenesis
histologie, histology
histoplasmose, histoplasmosis
holoprotéine, simple protein
Holter ECG, ambulatory electrocardiographic monitoring
homéopathie, homeopathy
homéostasie, homeostasis
homéotherme, homeothermal
homicide, homicide
homme, man
homogène, homogeneous
homogreffe, homograft

homolatéral, homolateral, ipsilateral
homologue, homologous
homosexualité, homosexuality
homozygote, homozygous
honoraires, fees
honteux, pudendal
hôpital, hospital
hoquet, hiccough, hiccup
horaire, shedule
horloge, clock
hormone, hormone
  – adrénocorticotrope (ACTH), adrenocorticotrophic hormone (ACTH)
  – antidiurétique (HAD), antidiuretic hormone (ADH), vasopressin
  – corticotrope, corticotrophin
  – de libération, releasing hormone
  – folliculostimulante (FSH), follicle stimulating hormone (FSH)
  – lutéinisante (LH), luteinizing hormone (LH), luteotrophin
  – thyréotrope (TSH), thyrotrophin hormone (TSH)
hospitalisation à domicile, home care
hôte, host
huile, oil
humain, human
humecter, moisten
humérus, humerus
humeur, humor, mood, temper
  – aqueuse, aqueous humor
humide, damp, moist, wet
humidité, humidity
hurler, scream, yell
hyalin, hyaline
hyaloïde, hyaloid
hybride, hybrid
hydarthrose, hydarthrosis
hydatiforme, hydatiform
hydratation, hydratation

hydrate de carbone, carbohydrate
hydrocarbure, hydrocarbon
hydrocèle, hydrocele
  – vaginale, scrotal hydrocele
hydrocéphalie, hydrocephalus
hydrocortisone, hydrocortisone
hydrogène, hydrogen
hydrolyse, hydrolysis
hydromètre, hydrometer
hydrométrie, hydrometra
hydronéphrose, hydronephrosis, nephrohydrosis
hydropathique, hydropathic
hydropéricarde, hydropericardium
hydropéritoine, hydroperitoneum
hydrophobie, hydrophobia
hydropisie, dropsy, hydrops
hydropneumothorax, hydropneumothorax
hydrosalpinx, hydrosalpinx
hydrothérapie, hydrotherapy
hydrothorax, hydrothorax
hygiène, hygiene
  – de la grossesse, prenatal care
  – publique, sanitation
hygroma, hygroma
hygromètre, hygrometer
hygroscopique, hygroscopic
hymen, hymen
hyménotomie, hymenotomy
hyperacanthose, acanthosis
hyperacidité, hyperacidity
hyperactivité, hyperactivity
hyperaldostéronisme, aldosteronism
hyperalgésie, hyperalgesia
hyperbarique, hyperbaric
hyperbilirubinémie, hyperbilirubinemia
hypercalcémie, hypercalcemia
hypercapnie, hypercapnia
hyperchlorhydrie, hyperchlorhydria

hypercholestérolémie, hypercholesterolemia
hyperchromie, hyperchromia
hyperémie, hyperemia
hyperesthésie, hyperesthesia
hyperexcitabilité, hyperexcitability
hyperextension, hyperextension,
overextension
hyperflexion, hyperflexion
hyperglycémie, hyperglycemia
hypergonadisme, hypergonadism
hyperhidrose, hyperhidrosis
hyperkaliémie, hyperkalemia
hyperkératose, hyperkeratosis
hyperkinésie, hyperkinesis
hyperlaxité, laxity
hyperlipémie, hyperlipemia
hyperlipoprotéinémie, hyperlipoproteinemia
hypermétrope, longsighted
hypermétropie, farsight, hypermetropia
hypermnésie, hypermnesia
hypermobilité, hypermobility
hypermyotonie, hypermyotonia
hypernatrémie, hypernatremia
hypernéphrome, hypernephroma
hyperonychose, hyperonychia
hyperostose, hyperostosis
hyperparathyroïdie, hyperparathyroidism
hyperphagie, hyperphagia
hyperphorie, hyperphoria
hyperpituitarisme, hyperpituitarism
hyperplasie, hyperplasia
hyperpnée, hyperpnea
hyperpolarisation, undershoot
hyperpyrexie, hyperpyrexia
**hyperréflectivité du sinus caro-
tidien**, carotid sinus syncope
hypersécrétion, hypersecretion
hypersensibilité, hypersensitivity
hypersensible, hypersensitive
hypersplénisme, hypersplenism

hyperstimulation, hyperstimulation
hypertension, hyperpiesis, hypertension
   – maligne, malignant hypertension
hyperthermie, hyperthermia
hyperthymie, hyperthymia
hyperthyroïdie, hyperthyroidism
hypertonie, hypertonia
hypertonique, hypertonic
hypertrichose, hypertrichosis
hypertrophie, hypertrophy, overgrowth
   – compensatrice, compensatory hypertrophy
hyperventilation, hyperventilation
hypervolémie, hypervolemia
hypnose, hypnosis, trance
hypnotique, hypnotic
hypnotisme, mesmerism
hypnurie, nocturia
hypo-, hypo-
hypocalcémie, hypocalcemia
hypochlorhydrie, hypochlorhydria
hypochrome, hypochromic
hypocondre, hypochondrium
hypocondriaque, hypochondriac
hypocondrie, hypochondriasis
hypodermique, hypodermic
hypodermite, panniculitis
hypoesthésie, hypoesthesia
hypofibrinémie, hypofibrinogenemia
hypogastre, hypogastrium
hypogastrique, hypogastric
hypoglycémiant, glucose lowering
hypoglycémie, hypoglycemia
hypogonadisme, hypogonadism
hypokaliémie, hypokalemia
hypolipémiant, lipid lowering
hypomanie, hypomania
hypomobilité, hypomobility

hyponatrémie, hyponatremia
hypoparathyroïdie, hypoparathyroidism
hypophorie, hypophoria
hypophosphatasie, hypophosphatasia
hypophosphatémie, hypophosphatemia
hypophyse, hypophysis, pituitary gland
hypophysectomie, hypophysectomy
hypopion, hypopyon
hypopituitarisme, hypopituitarism
hypoplasia, hypoplasia
hypoprotéinémie, hypoproteinemia
hypoprothrombinémie, hypoprothrombinemia
hyposécrétion, hyposecretion
hypospadias, hypospadias
hypostase, hypostasis

hypotension, hypopiesis, hypotension
hypothalamus, hypothalamus
hypothermie, hypothermia
hypothèse, assumption, hypothesis
hypothrombinémie, hypothrombinemia
hypothyroïdie, hypothyroidism
hypotonie, hypotonia
hypotonique, hypotonic
hypovitaminose, hypovitaminosis
hypoxie, hypoxia
hystérectomie, hysterectomy
hystérie, hysteria
hystérographie, hysterography
hystéromyomectomie, hysteromyomectomy
hystéropexie, hysteropexy
hystérosalpingographie, hysterosalpingography
hystérotomie, hysterotomy

I

iatrogénique, iatrogenic
ichtyose, ichthyosis
ictère, icterus, jaundice
 – nucléaire, kernicterus
ictus, stroke
idée, idea
 – fixe, monomania
identification, identification
idiopathique, idiopathic
idiosyncrasie, idiosyncrasy
idiotie, amentia, idiocy
 – amaurotique familiale,
 amaurotic familial idiocy
IEC (inhibiteurs de l'enzyme de
 conversion), ACE (angiotensin-
 converting enzyme inhibitors)
iléite, ileitis
iléo-colite, ileocolitis
iléo-colostomie, ileocolostomy
iléon, ileum
iléo-rectal, ileorectal
iléo-rectostomie, ileoproctostomy
iléostomie, ileostomy
iléus, ileus
ilio-coccygien, iliococcygeal
ilion, ilium
illégitime, illegitimate
îlot, island
illustration, example
image, image, picture
 – consécutive, after-image
imagerie par résonance magnétique (IRM), magnetic resonance imaging (MRI)
IMAO, MAOI
immature, immature

immédiatement, straight away
imminent, impending
immobilité, immobility
immun, immune
immunisation, immunization
immunité, immunity
immunochimie, immunochemistry
immunoélectrophorèse, immunoelectrophoresis
immunofluorescence, immunofluorescence
immunogénétique, immunogenetics
immunoglobuline, immunoglobulin
immunologie, immunology
immunosuppression, immunosuppression
impair, uneven
impalpable, impalpable
impédance, impedance
imperforé, imperforate
implant, implant
implantation, implantation
implication, involvement
impliqué, involved
important, harsh, marked, significant
impossibilité, inability
impression, impression
imprimante, printer
impuissance, impotence
impulsion, impulse
imputer, ascribe
inactiver, inactivate
inadaptation, maladjustment
inanition, inanition
inapte, unfit
inarticulé, inarticulate
incapacité, disability, inability,
 unfitness
incarcéré, incarcerated
incertain, tentative
inceste, incest
incidence, incidence, view

incipiens, incipient
incision, incision
incisive, incisor
incisure, incisure
inciter, urge
inclure, include
inclusion intracellulaire, inclusion body
incohérent, incoherent
incompatibilité, incompatibility, mismatch
incompatible, incompatible
incomplet, incomplete
inconnu, unknown
inconscience, unconsciousness
incontinence, incontinence
– nocturne, bedwetting
inconvenant, improper
inconvénient, drawback
incoordination, incoordination
incrustation, incrustation
incubation, incubation
incurie, malpractice
indépendamment de, irrespective of
index, index
indicateur coloré, indicator
indication, indication
indice, clue, index, indication, ratio
indifférent, neutral
indigestion, indigestion
individu, individual
indolore, indolent
induction, induction
induit, induced
induration, induration
inefficace, ineffective
inégal, uneven
inertie, inertia
inévitable, unavoidable
inexactitude, inaccuracy
infantile, infantile
infantilisme, infantilism
infarci, infarcted
infarcissement, infarction
infarctus, infarct, infarction

infectieux, infectious
infection, infection
– bactérienne, sepsis
– par aérosol, droplet infection
– surajoutée, cross-infection
inférieur, inferior, lower
infestation, infestation
infiltration, infiltration
infirme, cripple, disabled
– moteur cérébral, motor brain cripple
infirmière, nurse
infirmité, infirmity
– motrice cérébrale, cerebral palsy
inflammation, inflammation
– des acini, acinitis
inflation, inflation
influence, effect, influence
influx nerveux, impulse
information, input
informatisé, computerized
infoservice, hotline
infra-, infra-
infrarouge, infrared
infundibulum, infundibulum
ingestion, ingestion
inguinal, inguinal
inhalation, inhalation
inhibiteur de la monoamine oxydase (IMAO), monoamine oxidase inhibitor (MAOI)
inhibition, inhibition
– réciproque, reciprocal inhibition
initial, initial
injecté, injected
injection, injection
– de rappel, booster dose
inné, inborn, innate
innervation, innervation
innominé, innominate
inoculation, inoculation
inoffensif, innocuous, innoxious, safe, harmless
inondation, flood

inorganique, inorganic
inoxydable, stainless
insaisissable, elusive
insensible, insensible
insertion, insertion
insidieux, insidious
insignifiant, trivial
insister, stress
insomnie, insomnia, sleeplessness
inspiration, inspiration
instable, unsteady
instabilité psychomotrice, restlessness
installation, facility
  – industrielle, plant
instance, agency
instauration, setting up
instillation, instillation
instrument, instrument
insuffisance, deficiency, failure, incompetence, insufficiency
  – aortique, aortic insufficiency
  – cardiaque, cardiac failure, heart failure
  – mitrale, mitral regurgitation
  – rénale, kidney failure, renal failure
  – vertébrobasilaire, vertebrobasilar insufficiency
insuffisant, scanty
insuline, insulin
  – retard, delayed insulin
insulinome, insulinoma
insupportable, unbearable
intelligence, intellect, intelligence
  – normale, sanity
intelligent, clever
inter-, inter-
interarticulaire, interarticular
intercellulaire, intercellular
intercurrent, intercurrent
interdiction, ban
interdit, forbidden
intérêt, value
intérêt concurrent, competing interest

intérieur, à l', inside
intermédiaire, intermediate, surrogate
intermittent, on-off
interne, inner, internal, medial
internement, confinement
interosseux, interosseous
interphase, interphase
interrogatoire, history-taking
interrompu, discontinue
interrupteur, switch
interstitiel, interstitial
intertrigo, intertrigo
intertrochantérien, intertrochanteric
intervalle, interval, range
  – entre les prises, dosing interval
  – de confiance, confidence interval
interventriculaire, interventricular
intervertébral, intervertebral
intestin, bowel, gut, intestine
intestinal, enteric
intolérance, intolerance
intoxication, intoxication
  – alimentaire, food poisoning
  – par le monoxyde de carbone, carbon monoxide poisoning
  – tabagique, nicotine addiction
intoxiqué, addict
intra-, intra-
intra-abdominal, intraabdominal
intra-articulaire, intraarticular
intracellulaire, intracellular
intracérébral, intracranial
intracrânien, intracranial
intradermique, intradermal
intradermo-réaction de Casoni, Casoni's test
intradural, intradural
intragastrique, intragastric
intrahépatique, intrahepatic
intralobulaire, intralobular

intramédullaire, intramedullary
intramusculaire, intramuscular
intra-osseux, intraosseous
intrapéritonéal, intraperitoneal
intrathécal, intrathecal
intratrachéal, intratracheal
intra-utérin, intrauterine
intraveineux, intravenous
intrinsèque, inherent, intrinsic
introspection, introspection
introverti, introvert
intubation, intubation
intumescence, intumescence
inuline, inulin
invagination, intussusception, invagination
invalidante, maladie, crippling disease
invalide, invalide, disable
invalidité, disability
invasif, invasive
invasion, invasion
inverse, inverse, reverse
inversion, inversion
involucre, involucrum
involution, involution
invraissemble, unlikely
iode, iodine
iodisme, iodism

iodure, iodide
ion, ion
ionisation, ionization
iridectomie, iridectomy
iridocyclite, iridocyclitis
iridoplégie, iridoplegia
iridotomie, iridotomy
iris, iris
IRM, MRI
irradiation, irradiation
irréductible, irreducible
irrigation, irrigation
irritabilité, irritability
irritant, irritant
ischémie, ischemia
ischiojambier, harmstring
ischion, hip bone, ischium
isoanticorps, isoantibody
isolement, insulation, isolation, segregation
isomère, isomer
isométrique, isometric
isotope, isotope
 – radioactif, radioactive isotope
issue, outcome
isthme, isthmus
item, item
ivresse, ebriety, inebriation

J

jalon, milestone
jambe, crus, leg
  – arquée, bowleg
jambes sans repos, restless legs
jauge, gauge
jaune, luteus, yellow
jéjunectomie, jejunectomy
jéjunostomie, jejunostomy
jeu, set
jeun, à, fasting
jeûne, fast
jeune, young
jeunesse, youth
jointure phalangienne, knuckle
jonction, junction

  – communicante, gap junction
  – neuromusculaire, neuromuscular junction
joue, cheek
jouir, enjoy
jour, day
  – frisant, à, oblique light
journal, diary
jugement, judgement
jugulaire, jugular
jumeaux, twins
  – hétérozygotes, dizygotic
twins
  – homozygotes, identical twins
juridique, forensic
jurisprudence, jurisprudence
jus, juice
juste, true
justesse, accuracy
justifié, warranted
juvénile, juvenile
juxta-articulaire, juxta-articular

K

kala-azar, kala-azar
kératectasie, keratectasia
kératectomie, keratectomy
kératine, keratin
kératite, keratitis
  – herpétique, herpes corneae
kératolytique, keratolytic
kératomalacie, keratomalacia

kératome, keratome
kératomètre, keratometer
kératoplastie, keratoplasty
kératose, keratosis
kinase, kinase
kinésithérapie, physiotherapy
kinesthésie, kinesthesis
koïlonychie, koilonychia
Kussmaul, respiration de, air hunger
kwashiorkor, kwashiorkor
kyste, cyst
  – dermoïde, dermoid cyst
  – hydatique, hydatid cyst
  – thyréoglosse, thyroglossal cyst

L

label, signature
labial, labial
labile, labile
laboratoire, laboratory
labyrinthe, labyrinth
labyrinthite, labyrinthitis
lâche, lax, loose
lacher, blurt out
lacrymal, lacrimal
lactalbumine, lactalbumin
lactase, lactase
lactate, lactate
lactique, lactic
lactogène, lactogenic
lactose, lactose
lacune, lacuna, vacancy
lait, lotion, milk
  – écrémé, skim milk
  – de vache, cow's milk
  – maternisé, humanized milk
laiton, brass
lambdoïde, lambdoid
lambeau, flap
  – de glissement, advancement flap
  – en Z, Z flap
lame, blade, lamina, slide
  – quadrijumelle, tectum mesencephali
lamelle, lamella
laminectomie, laminectomy
lancette, lancet
langage, language, speech
langue, glossa, lingua, tongue
  – noire, lingua nigra
lanoline, lanolin
lanugo, wooly hair

laparoscope, laparoscope
laparotomie, laparotomy
large, wide, extensive
largeur, breadth, width
larme, tear
larmoiement, lacrimation
larmoyant, weepy
laryngé, laryngeal
laryngectomie, laryngectomy
laryngite, laryngitis
  – striduleuse, laryngismus stridulus
laryngocèle, aerocele
laryngologie, laryngology
laryngopharynx, laryngopharynx
laryngospasme, laryngospasm
laryngosténose, laryngostenosis
laryngotomie, laryngotomy
laryngotrachéobronchite, laryngotracheobronchitis
larynx, larynx
laser, laser
latence, lag, latency
latéral, lateral
latéralité croisée, crossed laterality
latescence, milkness
lavage, lavage, washing
  – gastrique, gastric lavage
lavement, enema
  – baryté, barium enema
laxatif, aperient, laxative
laxisme, permissiveness
laxité, laxity, looseness
LCR, CSF
lécithine, lecithin
lecteur, drive
lecture, reading
légal, forensic
léger, light, slight
leishmaniose, leishmaniasis
lent, dull, slow, sluggish
lente, nit
lenticulaire, lenticular
lentigo, lentigo
lentille, lens

– de contact, contact lens
leontiasis ossea, leontiasis ossea
lèpre, leprosy
léprome, leproma
leptoméningite, leptomeningitis
leptospirose, canicola fever, leptospirosis
lesbienne, lesbian
lésion, damage, injury, lesion, sore
– par souffle, blast injury
létal, lethal
léthargie, lethargy
leucémie, leukemia, leukocythemia
leucine, leukine
leucinose, maple syrup urine disease
leucocyte, leukocyte
leucocythémie, leukocythemia
leucocytose, leukocytosis
leucodermie, leukodermia
leucolyse, leukocytolysis
leuconychie, leukonychia
leucopénie, leukopenia
leucoplasie, leukoplasia
leucopoïèse, leukopoiesis
leucorrhée, leukorrhea
leucotomie, leukotomy
levier, lever
lévocardie, sinistrocardia
lévorotation, sinistrotorsion
lèvre, labium, lip
– gercée, cracked lip
lévulose, levulose
levure, yeast
liaison, binding, bond, linkage, linking
libération, discharge, release
– prolongée, sustained release
liberté, patency
libido, libido
libre, free
lichen, lichen
lié, bound
– au sexe, sex-linked, X-linked
lieu, locus, site

ligament, ligament
– de Chopart, bifurcate ligament
– de Cooper, pectineal ligament
– large de l'utérus, broad ligament of uterus
– rond, round ligament
ligature, ligation, ligature
ligne, line, linea
– bleue gingivale, blue line
– de conduite, course, policy
– isoélectrique, baseline
– médiane, midline
lignée, line
ligneux, wooden
limbe, limbus
liminaire, liminal
limitation des naissances, birth control
limite, borderline
linge, linen
– sale, dirty linen
lingère, seamstress
lingual, glossal, lingual
liniment, liniment
linite plastique, linitis plastica
lipase, lipase
lipémie, lipemia
lipide, lipid
lipo-atrophie, lipoatrophy
lipochondrodystrophie, lipochondrodystrophy
lipodystrophie, lipodystrophy
lipoïdique, lipoid
lipoïdose, lipoidosis, lipid-storage disease
lipolyse, lipolysis
lipome, lipoma
lipoprotéine, lipoprotéin
liposoluble, fat soluble
liquide, fluid, liquor
– amniotique, amniotic fluid
– céphalorachidien (LCR), cerebrospinal fluid (CSF)
– intra-oculaire, intraocular fluid
– synovial, synovial fluid
liste, list

lit, bed
literie, bedclothes
lithagogue, lithagogue
lithiase, lithiasis
  – **rénale**, nephrolithiasis, renal calculus
litholapaxie, litholapaxy
lithotomie, lithotomy
lithotriteur, lithotritor
lithotritie, lithotrity
litre, liter, litre
livide, livid
livre, pound (0,453 kg)
  – **blanc**, white paper
lobaire, lobar
lobe, lobe
lobectomie, lobectomy
lobotomie, leukotomy
lobule, lobule
local, local
localisation, location
localisé, localized
lochies, lochia
loculaire, loculated
locus, locus
logiciel, software
logique, consistent
loi, law
  – **du tout ou rien**, all-or-none law
loin, far
lombaire, lumbar
lombalgies, low back pain
lombes, loin
long, long
  – **en large, de**, to and fro
  – **terme, à**, long-term
longévité, longevity
longue date, de, long-standing
longueur, length
  – **d'onde**, wavelength
lordose, lordosis
lotion, lotion
loupe, wen
lourd, dull, heavy
lubrifiant, lubricant

lucide, lucid
luette, uvula
lumbago, lumbago
lumen, lumen
lumière, light, lumen
lunatique, moody
lunettes, glasses, spectacles
  – **correctrices bifocales**, bifocal spectacles
  – **de protection**, goggles
lunule, lunula
lupus érythémateux, lupus erythematosus
lutte, struggle
luxation, dislocation, luxation
luxe, luxury
lymphadénite, lymphadenitis
lymphangiectasie, lymphangiectasis
lymphangiome, lymphangioma
lymphangioplastie, lymphangioplasty
lymphangite, lymphangitis
lymphatique, lymphatic
lymphe, lymph
lymphocytaire, lymphocytic
lymphocyte, lymphocyte
lymphocythémie, lymphocytemia
lymphocytose, lymphocytosis
lymphogranulome, lymphogranuloma
lymphographie, lymphogram
lymphoïde, lymphoid
lymphome, lymphoma
lymphopénie, lymphocytopenia
lymphoréticulose bénigne d'inoculation, cat scratch fever
lymphosarcome, lymphosarcoma
lyophilisation, freeze-drying
lyse, lysis
lysine, lysine
lysosomial, lysosomal
lysotypie, phage typing
lysozyme, lysozyme
lytique, lytic

M

mâcher, chew
mâchoire, jaw
mâchonnement, mumbling
macrocéphale, macrocephalus
macrochéilie, macrocheilia
macrocytaire, macrocytic
macrocyte, macrocyte
macrodactylie, macrodactyly
macroglobulinémie, macroglobulinemia
macroglossie, macroglossia
macromastie, macromastia
macromélie, macromelia
macromolécule, macromolecule
macrophage, macrophage
macroscopique, gross, macroscopic
macrostomie, macrostomia
macule, macula
maculopapulaire, maculopapular
magnétisme, mesmerism
maigre, lean
maigreur, macies, thinness
   – extrême, marasmus
maillon, link
main, hand, manus
   – en griffe, clawhand
maîtrise, mastery
   – de soi, self-control
majeur, major
mal, sickness
   – des montagnes, altitude sickness, mountain disease, mountain sickness
   – des transports, motion sickness
malabsorption, malabsorption

malacie, malacia
malade, ill, patient, sick
   – ambulatoire, outpatient
maladie, disease, affection, illness,
   morbus, sickness
   – auto-immune, autoimmune
   disease
   – d'Addison, bronzed disease
   – d'Albers-Schönberg, marble
   bone disease
   – d'Alzheimer, Alzheimer's
   disease
   – de Basedow, Grave's disease
   – de carence, deficiency disease
   – de Charcot-Marie, peroneal
   atrophy
   – de Crohn, regional enteritis
   – de Dejerine-Sottas, progressive hypertrophic neuropathy
   – de Hashimoto, lymphadenoid goiter
   – de Ledderhose, plantar fibromatosis
   – de Minkowski-Chauffard,
   spherocytosis
   – de Parkinson, paralysis agitans
   – de Steele-Richardson, progressive supranuclear palsy
   – de Steinert, myotony dystrophica
   – de Vaquez, polycythemia vera
   – des caissons, bends, caisson
   disease, decompression sickness,
   diver's paralysis
   – des légionnaires, legionnaires'disease
   – des urines à odeur de sirop
   d'érable, maple syrup urine
   disease
   – du sommeil, sleeping sickness
   – infectieuse, infectious disease
   – périodique, periodic syndrome

– professionnelle, industrial disease, occupational disease
– sexuellement transmissible (MST), sexually transmitted disease (STD)
– systémique, connective tissue disorders
– transmissible, communicable disease
– vénérienne, venereal disease
maladroit, awkward, clumsy
malaire, malar
malaire, os, cheek bone
malaise, malaise
malaria, malaria
mâle, male
malformation, malformation
malheureux, unfortunate
malin, malignant
malléole, malleolus
mallette, suit case
malnutrition, malnutrition
malposition, malposition
maltase, maltase
maltose, maltose
maltraitance, battering, maltreating
malversation, malpractice
mamelon, mamilla, nipple, teat
mammaire, mammary
mammectomie, mastectomy
mammographie, mammography
mammoplastie, mammaplasty
manche, sleeve, handle
manchon, cuff
mandibulaire, gnathic
manger, eat
manie, mania
maniérisme, mannerism
manifeste, overt
manioc, cassava
manipulation, handling, manipulation
manœuvre de Valsalva, Valsalva's experiment
manomètre, manometer

manquant, missing
manque, lack
manteau, mantel
manubrium sternal, manubrium sterni
manuel, manual
marais, marsh
marasme, marasmus
marchandises, goods
marche, step, walk
marché, étude de, marketting study
marge, margin
– de sécurité thérapeutique, therapeutic safety margin
marijuana, marihuana
marquage, labeling
marque, mark
marqueur, marker, tracer
marsupialisation, marsupialization
marteau, malleus
martelage, pounding
masculin, male
masochisme, masochism
masque, mask
– de grossesse, chloasma gravidarum
massage, massage
masse, mass
mastectomie, mastectomy
mastication, mastication
mastite, mastitis
mastocyte, mast cell
mastodynie, mastodynia
mastoïde, mastoid
mastoïdectomie, mastoidectomy
mastoïdite, mastoiditis
masturbation, autoeroticism, masturbation
matelas, mattress
matériel, material
– informatique, hard ware
maternage, mothering
matière, material, matter, stuff
– grasse, fat

– médicale, materia medica
matité, dullness
matrice, matrix
maturation, maturation
maturité, ripeness
maxillaire, jaw bone, maxillary
– inférieur, mandible
– supérieur, maxilla
maximal, maximal
maximum, maximal, peak
méat, meatus
mécanique, mechanics
méchant, malicious
mèche, drain, wick
méconium, meconium
méconnaissance, disregard
médecin, physician, practitioner
– traitant, attending physician
médecine, medicine
– alternative (douce), alternative medicine
– du travail, occupational medicine
– légale, forensic medicine
– nucléaire, nuclear medicine
– périnatale, perinatalogy
média, media
médian, medial, median
médiane de survie, median survival
médianoscopie, medianoscopy
médiastin, mediastinum
médicament, drug, medicament, medicine
– conseil, over the counter preparation
– expérimental, off-label drug
médicamenteux, drug-related
médication, medication
médicinal, medicinal
médicochirurgical, medicosurgical
médullaire, medullary
médulloblastome, medulloblastoma

médullosurrénale, adrenal medulla
méduse, jelly fish
mégacaryocyte, megakaryocyte
mégacéphalie, megacephaly
mégacôlon, megacolon
mégaloblaste, megaloblast
mégalomanie, megalomania
meilleur, best
méiose, meiosis
mélancolie, melancholia
– d'involution, involutional melancholia
mélange, blend, mixture
mélanine, melanin
mélanique, melanotic
mélanome, melanoma
mélanose, melanosis
mélasse, molasses
membrane, layer, membrane
– cellulaire, cell membrane
– du tympan, drumhead, myringa
– hyaloïde, hyaloid membrane
membre, limb
– fantôme, phantom limb
– inférieur, lower limb
– supérieur, pectoral limb
mémoire, memory
menace, threat
ménarche, menarche
méningé, meningeal
méninges, meninges
méningiome, meningioma
méningisme, meningism
méningite, meningitis
méningocèle, meningocele
méningococcémie, meningococcemia
méningo-encéphalocèle, meningoencephalocele
méniscectomie, meniscectomy
ménisque, meniscus
ménopause, climateric, menopause
ménorragie, menorrhagia

menstruation, menstruation
mental, mental
menton, chin
 – **fuyant, à**, mentoposterior
 – **proéminent, à**, mentoanterior
mentonnier, mental
mer, sea
mère, mother
mésartérite, mesarteritis
mésencéphale, mesencephalon, midbrain
mésenchyme, mesenchyme
mésentère, mesentery
mésentérique, mesenteric
méso-appendice, mesoappendix
mésocôlon, mesocolon
mésoderme, mesoderm
mésonéphrome, mesonephroma
mésosalpinx, mesosalpinx
mésothéliome, mesothelioma
mésothélium, mesothelium
mésovarium, mesovarium
mesure, measure
métabolique, metabolic
métabolisme, metabolism
 – **basal**, basal metabolic rate
métacarpe, metacarpus
métacarpien, metacarpal
métacarpophalangien, metacarpophalangeal
métal, metal
métamorphose, metamorphosis
métaphore, metaphore
métaphyse, metaphysis
métaplasie, metaplasia
métastase, metastasis
métatarsalgie, metatarsalgia
métatarsien, metatarsal
météorisme, flatulence, meteorism
méthémoglobine, methemoglobin
méthionine, méthionine
méthode, method
 – **à l'insu**, blind test

métis, half bred
métisse, half cast
mètre, meter
métrite, metritis
métrorragie, metrorrhagia
mettre en balance, weight up
microbe, microbe
microbiologie, microbiology
microcéphale, microcephalic
microchirurgie, microsurgery
microcyte, microcyte
microcytémie, microcythemia
microéveil, arousal
microglie, microglia
micrognathie, micrognathia
microgramme, microgram (μg)
micromètre, micrometer (μm)
microorganisme, microorganism, organism
microphtalmie, microphthalmos
microscope, microscope
 – **à balayage**, scanning microscope
 – **à contraste de phase**, phase-contrast microscope
microscopie électronique, electron microscopy
microsome, microsome
microtome, microtome
miction, emiction, micturition, urination
midi, midday
miel, honey, mel
migraine, migraine
miliaire, miliaria, miliary
milieu, media, medium, middle, setting
 – **ambiant**, environment
 – **de culture**, culture medium
milium, milium
milliard, billion
millicurie, millicurie
milligramme, milligram (mg)
millilitre, milliliter (mL)
millimètre, millimeter (mm)
mimétisme, mimicry

mince, thin
minéral, mineral
mineur, minor
minuit, midnight
minuscule, minute, tiny
miroir, mirror
mis sur le marché, released on the market
mise à jour, update
   – à disposition, provision
   – au point, adjustment, refinement, focusing
   – en évidence, determination, evidence
   – en garde, warning
   – en nourrice, fostering
   – en œuvre, implementation
mitochondrie, mitochondria
mitose, karyokinesis, mitosis
mobile, mobile
mobilité, motion
modalité, procedure
mode d'emploi, instruction leaflet
modelage, molding
modèle, pattern
modification, change
moelle, marrow, medulla
   – épinière, spinal cord
   – osseuse, bone marrow
moignon, stump
moindre, lesser, least
moins, less
moisissure, mould
moitié, half
molaires, molar teeth
molalité, molality
molarité, molarity
mole, mole
   – hydatiforme, hydatiform mole, trophoblastic disease
moléculaire, bas poids, low-molecular weight
molécule, molecule
mollet, calf
mongolisme, Down's syndrome, mongolism

monoblaste, promonocyte
monoclonal, monoclonal
monocyte, macrophage, monocyte
monocytose, monocytosis
monographie, monograph, data sheet
mononévrite, mononeuritis
mononucléaire, mononuclear
mononucléose, mononucleosis
   – infectieuse, glandular fever
monoplégie, monoplegia
monorchide, monorchid
monosaccharide, monosaccharide
mont de Vénus, mons pubis
morbide, morbid
morceau, bit, patch
morgue, morgue, mortuary
moribond, moribund
morphine, morphine
morphologie, morphology
morpion, crab louse
morsure, bite
mort, dead, death
   – cérébrale, brain death
   – subite, sudden death
   – subite du nourrisson, cot death, sudden infant death syndrome
mortalité, mortality
mortel, deadly, fatal, killing
mortinatalité, stillbirth rate
mort-né, dead birth, stillborn
morue, cod
morula, morula
morve, glanders
mosaïque, mosaic
mot, word
mot-clé, key-word
moteur, motor
motif de préoccupation, cause for concern
motilité, motility
mou, flabby, loose
mouche, fly

– tsé-tsé, tsetse fly
moucher (se), blow one's nose
moucheron, gnat
mouchoir, handkerchief
mouillable, wetable
mouillant, wetting
mouillé, wet
moulage, molding
moule, cast
mourant, dying
mourir, die
mousse, foam
moustiquaire, mosquito net
mouvement, motion, movement
– oculaire rapide (MOR), rapid eye movement (REM)
moyen, intermediate, mean, measure, medium
moyenne, average, mean
moyenne, en, on average
moyenneur, averaging computer
moyens d'existence, livehood
mucilage, mucilage
mucine, mucin
mucocèle, mucocele
mucoïde, mucoid
mucopurulent, mucopurulent
mucoviscidose, cystic fibrosis, fibrocystic disease, mucoviscidosis
mucus, mucus
mue, shedding
muet, dumb, mute
muguet, aphtous stomatitis, thrush
multigeste, multigravida
multiloculaire, multilocular
multipare, multipara
multiple, multiple
muqueuse, mucosa, mucous membrane
mûr, mature
murmure, murmur
– vésiculaire, breath sounds
muscle(s), muscle(s)
– à fibres rapides, fast muscle fibers

– couturier, sartorius muscle
– de l'étrier, stapedius muscle
– demi-membraneux, semi-membranosus muscle
– fessier, gluteus muscle
– grand droit, rectus abdominis muscle
– grand oblique de l'abdomen, external oblique muscle
– grand rond, teres major muscle
– jumeaux de la jambe, gastrocnemius muscle
– péristaphylin interne, levator palati muscle
– soléaire, soleus muscle
– spineux, erector spinal muscles
– sternocléido-mastoïdien, sternomastoid muscle
mutagène, mutagen
mutant, mutant
mutation, mutation
mutilation, mutilation
mutisme, mutism
mutité, mutism
myalgie, myalgia
myase rampante cutanée, creeping disease
myasthénie, myasthenia, myasthenia gravis
mycétome, mycetoma
mycose, mycosis
mycosis, mycosis
mycotoxine, mycotoxin
mydriase, mydriasis
myéline, myelin
myélite, myelitis
myélocyte, myelocyte
myélogramme, myelogram
myéloïde, myeloid
myélomatose, myelomatosis
myélome, myeloma
myéloméningocèle, myelocele
myélopathie, myelopathy
myéloplaxe, osteoclast

myélosclérose, myelosclerosis
myocarde, myocardium
myocardique, myocardial
myocardite, myocarditis
myofibrille, myofibril
myogène, myogenic
myoglobine, myoglobin
myome, myoma
myomectomie, myomectomy
myomètre, myometrium
myopathie, myopathy
  – oculaire, progressive ophthalmoplegia
myope, myope, short-sighted

myopie, myopia, near-sight
myosarcome, myosarcoma
myosine, myosin
myosis, myosis
myosite, myositis
  – ossifiante, myositis ossificans
myotique, myotic
myotomie, myotomy
myotonie, myotony
myringoplastie, myringoplasty
myxœdème, myxedema
myxome, myxoma
myxosarcome, myxosarcoma

N

nævus, birth mark, nevus
nain, dwarf, nanous
– harmonieux, midget
naissance, birth
naissant, incipient
nanisme, nanism
nanogramme, milligamma
narcissisme, narcissism
narcoanalyse, narcoanalysis
narcolepsie, narcolepsy
narcose, narcosis
narcotique, narcotic
narine(s), nares, nostril
nasal, nasal
nasolacrymal, nasolacrimal
nasopharynx, nasopharynx
natalité, natality
nauséabond, nauseant, foul
nausée, nausea
navette, shuttle
naviculaire, navicular
né, born
nécessité, requirement
nécropsie, necropsy
nécrose, necrosed, necrosis
nécrotique, necrotic
négatif, negative
négativisme, negativism
négligence, malpractice, negligence
négliger, overlook, ignore
neige carbonique, dry ice
nématode, nematode, threadworm
néonatal, neonatal
néoplasme, neoplasm
néphélion, nebula

néphrectomie, nephrectomy
néphrite, nephritis
néphroblastome, nephroblastome
néphrocalcinose, nephrocalcinosis
néphrocapsulectomie, nephrocapsulectomy
néphrocarcinome, renal adenocarcinoma
néphrolithotomie, nephrolithotomy
néphrome, nephroma
néphron, nephron
néphropathie, renal disease
néphropexie, nephropexy
néphroptose, nephroptosis
néphrosclérose, nephrosclerosis
néphrose, nephrosis
néphrostomie, nephrostomy
néphrotique, nephrotic
néphrotique, syndrome, nephrosis
néphrotomie, nephrotomy
néphro-urétérectomie, nephro-ureterectomy
nerf, nerve
– circonflexe, circumflex nerve
– crânien, cranial nerve
– crural, femoral nerve
– facial, facial nerve
– honteux interne, pudendal nerve
– moteur oculaire externe, abducens nerve
– moteur oculomoteur commun, oculomotor nerve
– pathétique, trochlear nerve
– pneumogastrique, vagus nerve
– rachidien, spinal nerve
– récurrent, recurrent laryngeal nerve
– saphène interne, saphenous nerve
– sensitif, sensory nerve

– splanchnique, splanchnic nerve

– trijumeau, trigeminal nerve

nerveux, nerve, nervous

netteté, sharpness, vividness

neural, neural

neurapraxie, neurapraxia

neurasthénie, neurasthenia

neurilemme, neurilemma

neurinome, neurinoma

– de l'acoustique, acoustic neurinoma

neuroblaste, neuroblast

neuroblastome, neuroblastoma

neurochirurgie, neurosurgery

neuro-épithélium, neuroepithelium

neurofibromatose, neurofibromatosis

neurofibrome, neurofibroma

neuroleptique, neuroleptic

neurologie, neurology

neurologue, neurologist

neurone, neuron

neuropathie, neuropathy

– avec dégénérescence rétrograde, dying back neuropathy

neuropathique, neuropathic

neuroplastie, neuroplasty

neurorraphie, neurorrhaphy

neurosyphilis, neurosyphilis

neurotmésis, neurotmesis

neurotomie, neurotomy

neurotransmetteur, neurotransmitter

neutre, neutral

neutropénie, neutropenia

neutrophile, neutrophil

névralgie, neuralgia

– brachiale, brachial neuralgia

– essentielle du trijumeau, face ague

– faciale, trigeminal neuralgia

névrectomie, neurectomy

névrite, neuritis

– interstitielle, interstitial neuritis

– optique rétrobulbaire, retrobulbar optic neuritis

névrodermite, neurodermatitis

névroglie, glia, neuroglia

névrome, neuroma

névrose, neurosis

névrosé, neurotic

névrose d'angoisse, anxiety neurosis

nexus, tight junction

nez, nose

nidation, nidation

niveau, level

nocif, harmful, noxious

nocturne, nocturnal

nodosité, nodule

– d'Heberden, Heberden's node

nodule, nodule

– vocal, singer's node

nœud, knot, node

– de Keith et Flack, sinoatrial node

– sinusal, pacemaker

noir, black

noirâtre, nigrescent

nom, name

noma, cancrum oris

nombre, number

nombril, navel

non comestible, inedible

– dit, unsaid

– potable, undrinkable

– utilisation, disuse

– valable, invalid

noradrénaline, norepinephrine

normal, normal

normale, au dessus de la, above normal

norme, standard

normoblaste, normoblast

normocyte, normocyte

nosologie, nosology

nosophobie, nosophobia

notice, packet insert, patient information leaflet
nourri au biberon, bottle fed
nourrisson, infant
nourriture, feed, food
nouveau-né, neonate, newborn
noyade, drowning
noyau, core, nucleus
 – arqué, arcuate nucleus
 – rouge, red nucleus
noyaux gris centraux, basal ganglia
nu, bare, naked
nucléé, nucleated
nucléole, nucleolus
nucléoprotéine, nucleoprotein
nucléotide, nucleotid
nuisible, injurious, noxious, pest

nuit, night
nullipare, nulllipara
numération, count
 – formule leucocytaire, differential leukocyte count
 – formule sanguine, complete blood count
nummulaire, nummulated
nuque, nape, neck, nucha
nutation, nutation
nutriment, nutrient
nutrition, nutrition
nycturie, nocturia
nymphomanie, nymphomania
nystagmus, nystagmus
 – à ressort, resilient nystagmus
 – pendulaire, oscillating nystagmus

O

obésité, corpulence, corpulency, obesity, overweight
objectif, objective, target
  – du traitement, goal treatment
objet, object, purpose
  – sans-, irrelevant
obligatoire, compulsory, mandatory
observance, compliance, adherence
observation, case taking
obsession, monomania, obsession
obstacle, hindrance
obstétrical, obstetric
obstétricien, obstetrician
obstétrique, midwifery, obstetrics
obstruction, impatency
obstrué, clogged
obtenir un diplôme, qualify as
obturateur, obturator
occipital, occipital
occlusion, occlusion
  – dentaire défectueuse, malocclusion
  – dentaire imparfaite, aclusion
  – intestinale, ileus, intestinal obstruction
octroyer, grand
oculaire, ocular
oculiste, oculist
oculogyre, oculogyric
ocytocine, oxytocin
ocytocique, oxytocic
odeur, odor, smell
odontalgie, odontalgia

odontoïde, odontoid
odontologie, odontology
odorat, smell
œdémateux, edematous
œdème, edema
  – de Quincke, angioneurotic edema
  – papillaire, papilledema
œil, eye
œsophage, esophagus, gullet
œsophagectomie, esophagectomy
œsophagien, esophageal
œsophagite, esophagitis
œsophagoscopie, esophagoscop
œstrogène, estrogen
œuf, egg, ovum
oignon, bunion
olécrâne, olecranon
olfactif, olfactory
oligodendroglie, oligodendroglia
oligo-élément, trace element
oligoménorrhée, oligomenorrhe
oligospermie, oligospermia
oligotrophie, oligotrophia
oligurie, oliguria
olive cérébelleuse, dentate body
ombilic, navel, umbilicus
ombilical, umbilical
ombiliqué, umbilicated
ombre, shadow
omoplate, scapula, shoulder blad
omphalite, omphalitis
omphalocèle, omphalocele
onction, inunction
onde, wave
ondulant, undulant
ongle, nail, unguis
  – incarné, ingrown nail, onycho cryptosis
onguent, ointment, unguent
onychogryphose, onychogrypho sis
onychomycose, onychomycosis
onyxis, onychia
oophorite, oophoritis

opacité, opacity
opaque, opaque
ophtalmie, ophthalmia
ophtalmique, ophthalmic
ophtalmologie, ophthalmology
ophtalmologiste, ophthalmologist
ophtalmoplégie, ophthalmoplegia
ophtalmoscope, ophthalmoscope
opiacé, opiate
opioïde, opioid
opisthotonos, opisthotonos
opium, opium
opportuniste, opportunistic
opposant, opponens
opsonine, opsonin
opticien, optician
optimal, optimum
optique, optics
optométrie, optometry
or, gold
oral, oral
orbiculaire, orbicular
orbitaire, orbital
orbite, orbit
orchidectomie, orchidectomy
orchidopexie, orchidopexy
orchiépididymite, orchiepididymitis
orchi-épididymite, epididymo-orchitis
orchite, orchitis
ordinateur, computer
ordonnance, formula, prescription
ordonné, tidy
ordonnée, ordinate
ordre, order
oreille, ear
– **externe**, outer ear
– **interne**, inner ear
– **moyenne**, middle ear
oreillette, atrium
oreillons, mumps
organe, organ
– **interne**, viscus

organes génitaux, genitalia
organigramme, diagram
organique, organic
Organisation Mondiale de la Santé (OMS), World Health Organisation (WHO)
organisme, body, organism
– **humanitaire**, charity
orgasme, orgasm, climax
orgelet, hordeolum, sty
orientation, orientation, guidance
orifice, foramen, hiatus, orifice, aperture, ostium
origine, origin
ORL (otorhinolaryngologie), ENT (ear-nose-throat)
ornithose, ornithosis
oropharynx, oropharynx
orteil, hallux, toe
– **en marteau**, hammer toe
orthèse, orthosis
orthodontie, orthodontics
orthopédie, orthopedics
orthophoniste, speech therapist
orthostatique, orthostatic
os, bone, os
– **cassant**, brittle bone
– **crochu du carpe**, hamate bone
– **iliaque**, hip bone, innominate bone
– **malaire**, jugal bone, zygomatic bone
oscillation, oscillation, swing
osmolalité, osmolality
osmole, osmole
osmose, osmosis
osselet, ear bone, ossicle
osseux, osseous
ossification, ossification
ostéite, osteitis
ostéo-arthropathie, osteoarthropathy
ostéo-arthrose, osteoarthrosis
ostéo-arthrotomie, osteoarthrotomy

ostéoblaste, osteoblast
ostéocartilagineux, osteochondral
ostéochondrite, osteochondritis
ostéochondrome, osteochondroma
ostéoclasie, osteoclasis
ostéoclaste, osteoclast
ostéocyte, osteocyte
ostéodystrophie, osteodystrophy
ostéogenèse, osteogenesis
ostéolytique, osteolytic
ostéomalacie, osteomalacia
ostéomyélite, osteomyelitis
ostéopathie, osteopathy
ostéopétrose, osteopetrosis
  – familiale, marble bone disease
ostéophyte, osteophyte
ostéoplastique, osteoplastic
ostéoporose, osteoporosis
ostéosarcome, osteosarcoma
ostéosclérose, osteosclerosis
ostéotome, osteotome
ostéotomie, osteotomy
otalgie, ear ache, otalgia
otite, otitis, sore ear
  – généralisée, panotitis
  – moyenne adhésive, glue ear
otolithe, otolith
otologie, otology
otomycose, otomycosis
otorhinolaryngologie, otorhinolaryngology
otosclérose, otosclerosis
otoscope, auriscope, otoscope

ototoxique, ototoxic
ouate, cotton wool
oubli, lapse
oublier, forget
ouranite, uvulitis
ouraque, urachus
ourlien, mumps
outil, tool
ouvert, open, patulous
ouverture, hiatus, introitus, opening
ouvre-bouche, gag
ovaire, oophoron, ovary
ovariectomie, oophorectomy, ovariectomy
ovario-salpingectomie, oophorosalpingectomy
ovariotomie, ovariotomy
ovarite, ovaritis
oviducte, oviduct
ovocyte, oocyte
ovogenèse, oogenesis
ovulation, ovulation
ovule, ovule
oxalurie, oxaluria
oxycéphalie, oxycephaly
oxydation, oxidation
oxygénation, oxygenation
oxygène, oxygen
oxygénothérapie, oxygen therapy
oxyhémoglobine, oxyhemoglobin
oxymètre, oximeter
oxyure, pinworm
oxyurose, enterobiasis, oxyuriase
ozène, ozena
ozone, ozone

P

pachydermie, pachydermia
pachyméningite, pachymeningitis
pacotille, junk
paiement, payment
pair, peer
palais, palate
pâleur, pallor
palliatif, palliative
pallidectomie, pallidectomy
pallidum, globus pallidus
palmaire, palmar
palmier, palm
palpable, tangible
palpation, palpation
palpitation, flutter, palpitation
paludisme, malaria, paludism
panaris, whitlow
panarthrite, panarthritis
pancardite, pancarditis
pancréas, pancreas
pancréatectomie, pancreatectomy
pancréatine, pancreatin
pancréatite, pancreatitis
pancréozymine, pancreozymine
pandémique, pandemic
panhypopituitarisme, panhypopituitarism
panophtalmie, panophthalmia
pansement, dressing
 – **occclusif**, occlusive dressing
pantoufles, slippers
papille, papilla
 – **optique**, optic disk
papillite, papillitis
papillome, papilloma
papule, papule

 – **œdémateuse**, wheal
paquet, package
par exemple, eg
paracentèse, paracentesis
 – **tympanique**, myringotomy
paracétamol, acetaminophen
paracousie, paracusia
paragrippal, parainfluenza
paralysé, crippled
paralysie, palsy, paralysis
 – **bulbaire**, bulbar palsy
 – **des béquillards**, crutch paralysis
 – **diaphragmatique**, phrenoplegia
 – **du plexus solaire**, abepithemia
 – **du voile du palais**, palatoplegia
 – **faciale**, facial paralysis
 – **pseudobulbaire**, pseudobulbar palsy
paralytique, paralytic
paramédian, paramedian
paramédical, paramedical
paramètre, parametrium
paramétrite, parametritis
paramnésie, paramnesia
paranasal, paranasal
paranoïa, paranoia
paranoïde, paranoid
paraphimosis, paraphimosis
paraplégie, paraplegia
pararectal, pararectal
parasite, parasite
parasiticide, parasiticide
parasympathique, parasympathic
parathormone, parathormone
parathyroïde, parathyroid
paratyphoïde, paratyphoid
paravertébral, paravertebral
pareil, like
parenchyme, parenchyma
parentéral, parenteral
parenthèse, entre, in brackets
parents, kin, relatives

– nourriciers, foster parents
parésie, paresis
paresthésie, paresthesia
pariétal, parietal
parité, parity
parodontopathie, periodontal disease
paroi, parietes, wall
– cellulaire, cell wall
– thoracique, chest wall
paronychie, paronychia
parosmie, parosmia
parotide, parotid
parotidite, parotiditis
paroxysme, paroxysm
paroxystique, paroxysmal
partager, share
parthénogenèse, parthenogenesis
particule, particle
partie, region, part
– centrale, core
parturition, parturition
pas, pace, step
passage à l'acte, acting out
passif, passive
pasteurisation, pasteurization
pastille, pellet
patellectomie, patellectomy
patent, overt
pathogène, pathogenic
pathogénie, pathogenesis
pathognomonique, pathognomonic
pathologie, pathology
pathophobie, pathophobia
patient, patient
– âgé, older
– en fin de vie, terminally ill patient
– hospitalisé, inpatient
paume, palm
paupière, eyelid, lid, palpebra
pavillon de l'oreille, auricle
peau, skin
pectine, pectin
pectoral, pectoral

pédiatre, pediatrician
pédiatrie, pediatrics
pédiculé, pedicle, pediculated
pédiculose, pediculosis
pédicure, chiropodist
pédoncule, crus, peduncle
– cérebelleux, brachium cerebelli
peigne, comb
peine, sorrow
peine, à, barely
péjoratif, grim
pellagre, pellagra
pellicules, dandruff, pellicle, scurf
pelvien, pelvic
pelvimétrie, pelvimetry
pemphigus, pemphigus
pendaison, hanging
pendant, pendulous, overt
pendulaire, pendular
pénétration, penetration
pénicilline, penicillin
pénis, penis
pensée, cerebration, mind, thought, thinking
pente, slope
pentose, pentose
pentosurie, pentosuria
pepsine, pepsin
peptide, peptide
peptique, peptic
perceptible, sensible
perception, perception, apprehension
perceuse, drill
percussion, percussion
– thoracique, clapping
percutiréaction, patch test
perdu de vue, lost to follow up
père, father
perfectionné, sophisticated
perforateur, drill
perforation, perforation
perfusion, infusion, perfusion
– intraveineuse, intravenous infusion

– veineuse à demeure, indwelling venous infusion
périamygdalien, peritonsillar
périartérite, periarteritis
  – noueuse, periarteritis nodosa, polyarteritis nodosa
périarthrite, periarthritis
péricarde, pericardium
péricardique, pericardial
péricardite, pericarditis
périchondre, perichondrium
périchondrite, perichondritis
péricolite, pericolitis
périlymphe, perilymph
périmé, outdated
périmètre, perimeter
périnéal, perineal
périnée, perineum
périnéorraphie, perineorraphy
périnéphrétique, perinephric
périnèvre, epineurium, perineurium
période, half-life, period
  – asymptomatique, symptom-free interval
  – prodromique, prodromal period
  – réfractaire, refractory phase
périoste, periosteum
périostique, periosteal
périostite, periostitis
périphérique, peripheral
périrectite, periproctitis
péristaltisme, peristalsis
péritoine, peritoneum
péritomie, peritomy
péritonéal, peritoneal
péritonite, peritonitis
périurétral, periurethral
perle, bead
perméabilité, patency
  – du foramen ovale, patent foramen ovale
perméable, patent
permission, leave
pernicieux, pernicious

péroné, calf bone, fibula
persévération, perseveration
persistant, nagging
personnalité, personality
personne âgée, elderly
personnel d'encadrement, staff
perspectives, outlook
perspicacité, insight, shrewdness
perspiration, perspiration
perte, loss
  – de chaleur, heat loss
  – de connaissance, consciousness loss
pertinent, relevant
perturbation, disturbance
perturber, impair
pèse-bébé, baby-scale
pessaire, pessary
peste, plague
  – bubonique, bubonic plague
pet, fart
pétéchie, petechia
petit, short, small
  – juif, funnybone
petite enfance, infancy
  – taille, shortness
petites lèvres, labia minora
pétreux, petrous
pétrissage, petrissage
pH, pH
phagocyte, phagocyte
phagocytose, phagocytosis
phalange, phalange
phanère, integument
pharmacie, pharmacy
pharmacien, pharmacist
pharmacocinétique, pharmacokinetics
pharmacodépendance, drug dependance
pharmacogénétique, pharmacogenetics
pharmacologie, pharmacology
pharmacovigilance, drug surveillance
pharyngé, pharyngeal

pharyngectomie, pharyngectomy
pharyngite, pharyngitis
pharyngo-laryngectomie, pharyngolaryngectomy
pharyngoplastie, pharyngoplasty
pharyngotomie, pharyngotomy
pharynx, pharynx
phénomènes cadavériques, postmortem changes
phénotype, phenotype
phénylcétonurie, phenylketonuria
phlébectomie, phlebectomy
phlébite, phlebitis
phlébographie, venography
phlegmatia, phlegmasia
 – **alba dolens**, phlegmasia alba dolens
phlycténulaire, phlyctenular
phobie, phobia
phonation, phonation
phoniatrie, phoniatrics
phonocardiogramme, phonocardiogram
phonocardiographe, phonocardiograph
phosphatase acide, acid phosphatase
phosphate, phosphate
phosphaturie, phosphaturia
phospholipide, phospholipid
phosphonécrose, phosphonecrosis
photobiologie, photobiology
photochimiothérapie, photochimiotherapy
photomètre à flamme, flame photometer
photophobie, photophobia
photosensibilisation, photosensitization
phrénicectomie, phrenicectomy
phrénique, phrenic
phrynodermie, keratosis follicularis
phtiriase, pediculosis

physicien, physicist
physiologie, physiology
physiothérapie, physiatrics
pian, framboesia, yaws
pic, peak, spike
pica, pica
pièce, patch, room
pied, foot (0,305 m), pes
 – **bot**, clawfoot, clubfoot, talipes
 – **bot talus**, talipes calcaneus
 – **bot varus**, pigeon toe
 – **bot varus équin**, talipes equinus
 – **creux**, pes cavus, talipes cavus
 – **d'athlète**, athlete's foot
 – **plat**, flatfoot, pes valgus, sag foot
 – **tombant**, drop foot
piège, trapping
piégeage, trapping
pie-mère, pia mater
pigment, pigment
 – **biliaire**, bile pigment
pigmentation, pigmentation
 – **réticulée**, reticulate pigmentation
pile électrique, battery
pillule, pill
 – **microdosée**, minipill
pince, clamp, clip, forceps
pinceau, brush
pinguécula, pinguecula
pinocytose, pinocytosis
pipette, pipet
pipi, wee-wee
pipi, faire, piddle
piqûre, bite, injection, puncture
 – **d'abeille**, bee sting
 – **d'épingle**, pin prick
 – **d'insecte**, insect sting, prick
piste, track
pityriasis rosé de Gibert, pityriasis rosea
place, locus
placebo, dummy tablet
placement, commitment

placenta, placenta
   – praevia, placenta praevia
plagiocéphalie, plagiocephaly
plaie, sore, wound
   – par arme blanche, stab wound
plaindre, se, complaint
plainte, complaint
plan, scheme
planche anatomique, anatomical chart
plancher, floor
planification, planning
   – familiale, family planning
plantaire, plantar
plante du pied, sole
plaque, plate
   – motrice, end plate, motor end plate
plaquette, platelet
plasma, plasma
plasmaphérèse, plasma exchange, plasmapheresis
plasmocyte, plasma cell
plasmocytose, plasmacytosis
plateau, tray
plathelminthe, flatworm
plâtre, cast, plaster
plein, full
pléomorphisme, pleomorphism
pléthore, plethora
pléthysmographe, plethysmograph
pleur, cry
pleurésie, pleural effusion, pleurisy
plèvre, pleura
plexus, plexus
   – brachial, brachial plexus
   – honteux, pudendal plexus
   – solaire, solar plexus
pli, gyrus
   – cutané, skinfold
plicature, plica, kinking
plomb, lead
plombage, filling

plombé, leaden
plongée, diving
plus grand que la normale, justo-major
pneumatocèle, pneumatocele
pneumaturie, pneumaturia
pneumoconiose, pneumoconosis
pneumocoque, pneumococcus
pneumonectomie, pneumonectomy
pneumonie, pneumonia
pneumopathie, pneumopathy
pneumopéritoine, pneumoperitoneum
pneumothorax, pneumothorax
poche, pouch
   – des eaux, bag of waters
   – pharyngée, pharyngeal pouch
poids, gravity, weight
   – corporel, body weight
poigne, grip
poignet, cuff, wrist
poïkilocytose, poikilocytosis
poil, hair
poilu, hairy
poing, fist
point, dot, point, stitch
   – de côté, stitch in the side
   – de pression, pressor point
   – de réglage, set point
   – faible, flaw
pointe, spike
   – du cœur, apex of heart
poison, poison, venom
poisson, fish
poitrine, breast, bust, chest
polioencéphalite, polioencephalitis
poliomyélite, poliomyelitis
pollution, pollution
polyarthrite, polyarthritis
   – rhumatoïde, rheumatoid arthritis
polychondrite, polychondritis
polydactylie, polydactyly
polydipsie, polydipsia

polyglobulie, polycythemia
polygone de sustentation, polygon of support
polykystique, polycystic
polyménorrhée, epimenorrhea, polymenorrhea
polymorphisme, polymorphism
polymyosite, polymyositis
polyneuropathie, polyneuropathy
polynévrite, polyneuritis
polyopie, polyopia
polype, polypus
polypose, polyposis
polysaccharide, polysaccharide
polytoxicomanie, multiple drug addiction
polytraumatisme, multiple injuries
polyurie, polyuria
pommade, ointment, pomade
pomme d'Adam, Adam's apple
pompe, pump
ponction, puncture, tap
 - -biopsie à l'aiguille, needle biopsy
 - cisternale, cisternal puncture
 - lombaire, lumbar puncture
pont, bond, crosslink
pontage, bypass
poplité, popliteal
pore, pore
porphyrie, porphyria
porphyrine, porphyrin
portage, carriage
porte, gate, portal
 - -aiguille, needle holder
portée, reach, scope, span
porter, wear, bear
porteur, carrier
portillon, gate
portoir, rack
positif, positive
position, position
 - debout, upright
 - genu-pectorale, genupectoral position, knee elbow position

posologie, dosage, dose, posology, dose regimen
possible, feasable
post-abortum, postabortal
post-charge, after-load
post-cure, after-care
poste, shift
postérieur, hind
post-mictionnel, postvoiding
postural, postural
posture, position
pot d'échappement, exhausted pipe
potassium, kalium
potentiel, potential
 - d'action, action potential
 - de repos, resting potential
 - évoqué, evoked potential
potion, draught
pou, louse
 - du pubis, crab louse
pouce, inch (24,5 mm), thumb
poudre, powder
pouls, pulse
 - alternant, pulsus alternans
 - bigéminé, bigeminal pulse
poumon, lung
 - du fermier, farmer's lung
pour et contre, pros and cros
pourpre rétinien, rhodopsin
pourvu que, provided that
poussée, bout, flare
pousser, urge
poussière, dust
pouvoir, faculty
poux, lice
praticien, practitioner
pratique, convenient
préalable, au, beforehand
préauriculaire, preauricular
précancéreux, precancerous
précieux, valuable
précipité, deposit
précipitine, precipitin
précis, accurate, clear-cut
précoce, early, precocious

précordialgie, precordialgia
précordium, precordium
prédisposition, proneness, hability
préhension, grasping
préjugé, prejudice
prélèvement, collection
 – **de moelle osseuse**, bone
 marrow puncture
prématuré, premature
prématurité, prematurity
prémenstruel, premenstrual
premier, first
 – **choix**, first line
 – **plan**, foreground
premiers secours, first aid
prémolaire, premolar
prénatal, antenatal, prenatal
prendre garde à, beware
prénom, christian name
préparation des médicaments,
 dispensation
prépuce, foreskin, prepuce
prérequis, prerequisite
presbyacousie, presbycusia
presbyophrénie, presbyophrenia
presbyte, longsighted
presbytie, presbyopia
présentation, display, presentation
 – **de la face**, face presentation
 – **frontale**, brow presentation
 – **vicieuse**, malpresentation
préservatif, contraceptive
pression, pressure
 – **artérielle**, blood pressure
 – **de rétraction élastique**,
 recoil pressure
 – **osmotique**, osmotic pressure
présystole, presystole
preuve, evidence, proof
prévision, forecast, allowance
priapisme, priapism
primaire, primary
primipare, primipara

principal, main
principe, law
prise, intake
 – **d'alcool**, alcohol intake
 – **de conscience**, awareness
 – **en charge**, management
privation, deprivation
probable, likely
problème, sans, uneventfully
procédé, process
processus, process
prochain, next
proche, close, near
procidence, procidentia, prolapse
procréer, breed
proctalgie, proctalgia
proctectomie, proctectomy
proctocèle, proctocele
proctoscopie, proctoscopy
procubitus, prone, ventral decubitus
production, yield
produit, output, product
 – **de remplacement**, substitute
proenzyme, zymogen
profession, occupation
professionnel, occupational
profond, deep
profondeur, depth
progéniture, offspring, progeny
progérie, progeria
progestérone, progesterone
proglottis, proglottis
programme, schedule
programmé, elective
progrès, advance
projection, projection
projet, scheme, draft
prolactine, lactogenic hormone,
 prolactine
prolapsus, procidentia, prolapse
prolixe, talkative
prolongé, extended, lengthy
promontoire, promontory
pronation, pronation

pronostic, outlook, prognosis
 – vital, mettant en jeu le, life-threatening
propagation, spread
prophylaxie, prophylaxis
propre, clean, proper, own
propriocepteur, proprioceptor
proraphie, advancement
prostacycline, prostacyclin
prostaglandine, prostaglandin
prostate, prostate
prostatectomie, prostatectomy
prostration, prostration
protéine, protein
protéinurie, proteinuria
protéolyse, proteolysis
prothèse, prosthesis
 – auditive, hearing aid
prothrombine, prothrombin
protocole d'essai clinique, clinical trial protocol
 – thérapeutique, treatment schedule
protoplasme, protoplasm
prototype, prototype
protoxyde d'azote, laughing gas, nitrous oxide
protozoaire, protozoa
protrusion oculaire, proptosis oculi
protubérance annulaire, pons
protubérantiel, pontine
prouver, prove
provitamine, provitamin
proximal, proximal
prudemment, cautiously
prudence, caution
prudent, cautious
prurit, itching, pruritus
pseudarthrose, pseudarthrosis
pseudo-méningite, meningism
pseudopode, pseudopod
psittacose, psittacosis
psore, scabies
psoriasis, psoriasis

psorique, scabietic
psychasthénie, psychasthenia
psychiatrie, psychiatry
psychisme, psyche
psychodépendance, psychological dependance
psychogène, psychogenic
psychologie, psychology
psychologue, psychologist
psychonévrose, psychoneurosis
psychopathe, psychopath
psychopathologie, psychopathology
psychose, psychosis
 – maniacodépressive, manic-depressive psychosis
 – puerpérale, postpartum psychosis
psychosomatique, psychosomatic
psychothérapie, psychotherapy
ptérigion, pterigium
ptose, ptosis
ptosis, ptosis
ptyaline, ptyalin
ptyalisme, polysialia, ptyalism
puanteur, fetor
pubère, mature
puberté, puberty
pubis, pubis
publication, issue
puce, chip, flea
puceron, aphid
puerpéralité, puerperium
puissance, potency, power, power output
puissant, powerful
puits, sink
pulmonaire, pulmonary
pulpe, pulp
pulpite, pulpitis
pulsatile, throbbing
pulsation, beat, pulsation
 – défectueuse, acrotism
pulsion, drive, instinct
pulvérisation, spray
punaise, bug

– de lit, bedbug
pupille, pupil
purpura, purpura
  – rhumatoïde, Henoch's purpura
  – thrombocytopénique, immune thrombocytopenic purpura
purulent, purulent
pus, pus
pustule, bleb, fester, pock, pustule
putréfaction, putrefaction
pycnique, pyknic
pycnose, pyknosis
pyélite, pyelitis
pyélographie, pyelography

pyélolithotomie, pyelolithotomy
pylore, pylorus
pylorique, pyloric
pyloroplastie, pyloroplasty
pyodermite, pyoderma
pyogène, pyogenic
pyométrie, pyometra
pyonéphrose, pyonephrosis
pyorrhée, pyorrhea
pyosalpinx, pyosalpinx
pyramidal, pyramidal
pyramide, pyramide
pyridoxine, pyridoxin
pyrogène, pyrogen
pyrosis, pyrosis
pyurie, pyuria

Q

quadriceps, quadriceps
quarantaine, quarantine
quatre pattes, à, on all fours
quelque chose, something

– soit, regardless of
quérulence, querulousness
questionnaire à remplir, form to fill
queue, tail
– de cheval, cauda equina
quinquinisme, cinchonism
quinte de toux, coughing fit
quotidien, daily, every day
quotient, quotient, ratio
– intellectuel (QI), intelligence quotient (IQ)

R

raccourcissement, shortening
racémeux, racemose
rachis, spine
rachitisme, rickets
 – vitaminorésistant, vitamin resistant rickets
racine, radix, root
 – antérieure, anterior root
 – carrée, square root
 – dorsale, dorsal root
raccourci, shorthand
radial, radial
radiance, radiant energy
radiation, radiation
 – ionisante, ionizing radiation
radical, drastic, radical
radicotomie, rhizotomy
radiculite, radiculitis
radioactif, radioactive
radioactivité, radioactivity
radiobiologie, radiobiology
radiographie, radiography, X-ray
radiologie, radiology
radiologiste, radiologist
radiomucite, radioepithelitis
radiosensibilité, radiosensitivity
radiothérapie, radiotherapy
radon 219, actinon
rage, rabies, sham
raide, stiff
raideur, stiffness
 – de la nuque, stiffneck
 – méningée, neck stiffness
raison, sanity
raison, en -de, owning to
râle, rale, rattle
 – crépitant, cracking rale

 – sous-crépitant, subcrepitant rale
ralentissement, slackening
rameau, ramus
ramollissement cérébral, cerebral infarction
ramper, creep
rang, grade
rapide, fast, quick
rappel, recall
rapport, connection, ratio, relation, relationship, report
 – bénéfices-risques, risk-benefit ratio
 – coût-efficacité, cost-effectiveness ratio
rapport, en - avec, related
rapport sexuel, sexual intercourse
rapporter, mention
rare, sparse
raser, abrade
rash, rash
rassembler, gather
rate, lien, spleen
ration, intake
 – alimentaire, food intake, allowance
rationalisation, rationalization
rattacher, fasten
rauque, hoarse, raucous
rayon, ray
 – gamma, gamma ray
rayonnement, radiation
 – mou, soft radiation
rayons, rays
 – alpha, alpha rays
 – ultraviolets, ultraviolets rays
 – X, X-rays
réactif, reagent
réaction, reaction, response
 – d'arrêt, arousal response
 – d'éveil, arousal reaction
 – médicamenteuse, drug reaction
 – secondaire, side effect
réactivité, reactivity

réadaptation, rehabilitation
réalisé, carried out, performed
réanimation, intensive care, resuscitation
rebelle, intractable
rebond, rebound
rebord, margin
rebouteux, bone setter
recaptation, reuptake
récepteur, receptor
récessif, recessive
récessus, recessive
recherche, search, research
    – **bibliographique**, litterature search
rechute, recurrence, relapse
récidiver, recurrence
récipient, container, dish, jar, cubicle, vial
réclamer, claim
recombinaison, recombination
recommandation, guideline
récompense, reward
reconnaissance, recognition
recours à, recourse to
recrutement, recruitment
rectal, rectal
rectite, proctitis
rectocèle, rectocele
rectocolite hémorragique, ulcerative colitis
rectoscopie, rectoscopy
rectosigmoidectomie, rectosigmoidectomy
recueil, compendium
recueillir, collate
récurrence, recurrence
recyclage, retraining
rédacteur en chef, editor
réduction, reduction
    – **progressive des doses**, gradual dose tapering
réduit, scarce
rééducation, rehabilitation
réel, actual
réévaluation, reappraisal

réévaluer, reassess
réexaminer, reappraise
réfection, repairing
référence, reference
réflexe, reflex
    – **achilléen**, Achilles tendon reflex, ankle jerk
    – **bicipital**, biceps reflex
    – **conditionné**, conditioned reflex
    – **cornéen**, corneal reflex
    – **cutané abdominal**, abdominal reflex
    – **du canif**, clasp knife reflex
    – **gastrocolique**, gastrocolic reflex
    – **médullaire**, spinal reflex
    – **myotatique**, myotatic reflex, stretch reflex
    – **nauséeux**, gap reflex
    – **ostéo-tendineux**, deep tendon reflex
    – **de préhension**, grasp reflex
    – **rotulien**, knee jerk
    – **tendineux**, tendon reflex
    – **tricipital**, triceps reflex
réflexogramme achilléen, Achilles reflex time
reflux, reflux, backflow
reformuler, restate
refoulement, repression
réfraction, refraction
réfrigération, refrigeration
refroidissement, cooling
refus, refusal
regard, sight, gaze, look
régime, diet, regimen
    – **cétogène**, ketogenic diet
    – **pauvre en graisses**, low fat diet
région, area, region
règle, rule
règles, menses
règne, kingdom
régression, regression
régulation, control, regulation

– négative, down regulation
régurgitation, regurgitation
rein, kidney
  – en fer à cheval, horseshoe kidney
réinhalation de l'air expiré, rebreathing
réintroduction, rechallenge
rejet, rejection
relâché, lax
relâchement, looseness
relargage, release
relation, connection, intercourse, relationship
relaxine, relaxin
releveur, levator
remaniement, change
remerciements, acknowledgements
remise à zéro, reset
rémission, remission
remplacement, replacement
remplir les conditions pour, qualify for
remplissage, filling
rendement, efficiency, performance, output, yield
rendez-vous, appointment
rendez-vous, donner un, date
renforcement, strenghtening
renforcer, reinforce
reniflement, sniffing
rénine, renin
renouvellement, turnover
renversement, reversal, upset
répandu, widespread
réparation, repair
réparti, allocated
répartition, array, distribution
  – aléatoire, random allocation
repas, meal
  – baryté, barium meal
  – d'épreuve, test meal
repère, landmark
répétition, repeat
repli, fold, plica

replié, withdrawn
réponse, answer, response
  – immunologique, immune response
repos, rest
reprendre, resume
répression, repression
reproduction, reproduction
répulsif, repellent
réseau, cancellus, lattice, network, net, rete
  – de surveillance, monitoring network
résecteur, resectoscope
résection, resection
réserve, store
  – alcaline, alkaline reserve
réservoir, pool, tank
résidu, residue
  – vésical, residual urine
résine, resin
  – de gaïac, guaiacum
  – échangeuse de cations, cation exchange resin
  – échangeuse d'ions, ion exchange resin
résistance, resistance
  – aux médicaments, drug-fast
  – croisée, cross-resistance
résolutif, resolvant
résolution, resolution
résonance, resonance
  – magnétique nucléaire (RMN), nuclear magnetic resonance (NMR)
respirateur, respirator
respiration, breath, breathing, respiration
respiratoire, respiratory
responsabilité, hability, liability
responsable, responsible
ressentir, feel
ressort, à, spring-loaded
ressource, resort
restaurant chinois, syndrome du, chinese restaurant syndrome

rester, remain

résultat, issue, finding
  – de laboratoire, lab finding

résumé, summary, synopsis

retard, delay, lag, long-acting, retardation

retenir son souffle, hold one's breath

rétention, retention, trapping

réticence, reluctance

réticulocyte, reticulocyte

réticulocytose, reticulocytosis

réticulo-endothélial, reticuloendothelial

réticulosarcome, reticulum cell sarcoma

réticulose, réticulosis

réticulum endoplasmique, endoplasmic reticulum

rétine, retina

rétinite, retinitis

rétinoblastome, retinoblastoma

rétinopathie, retinopathy
  – proliférante, proliferans retinitis

retombée radioactive, nuclear fallout

retour, return
  – de couches, resumption of menses
  – en arrière, kickback

rétraction, retraction

retrait, removal, withdrawal

retraite, retirement

retraité, pensioner, retired

rétrécissement, shrinkage, stenosis
  – aortique, aortic stenosis
  – mitral, mitral stenosis
  – pulmonaire, pulmonary stenosis

rétroaction, biofeedback, feedback

rétrocontrôle, feedback

rétrodéviation de l'utérus, retroflexion of uterus

rétrograde, retrograde

rétropéritonéal, retroperitoneal

rétropharyngé, retropharyngeal

réunion, meeting

réussite, success

rêve, dream

réveil, awakening, waking

revêtement, coat, investment

revue, review
  – spécialisée, journal

révulsion, counterirritation

rez-de-chaussée, ground floor

rhagade, rhagade

rhinite, rhinitis

rhinopharyngien, nasopharyngeal

rhinoplastie, rhinoplasty

rhinorrhée, rhinorrhea

rhinoscopie, rhinoscopy

rhomboïde, rhomboid

rhumatisme, rheumatism
  – articulaire aigu, rheumatic fever

rhume, cold
  – des foins, hay fever

ribonucléase, ribonuclease

ricin, castor bean

rickettsie, rickettsia

rictus sardonique, risus sardonicus

ridé, wrinkled

rigidité, rigidity
  – cadavérique, rigor mortis
  – de décérébration, decerebrate rigidity

rinçage, washout

rire, laugh

risque, hazard, risk

robe, gown

robinet, tap

robuste, tough

rocher, petrous bone

Roentgen, Roentgen

ronchus, rhonchus

rond, round

ronfler, snore

ronger, abrade
rongeur, rodent
rosacée, rosacea
roséole, roseola
rotation, rotation
rotule, knee cap, patella
roue dentée, cogwheel
rougeole, measles, morbilli
rougeur, flush, redness
rougir, blush
ruban, ribbon
　　– adhésif, adhesive tape

rubéfiant, rubefacient
rubéole, german measles, rubella
rude, harsh
rugine, rugine
rugueux, rough
rupia, rupia
rupture, breakdown, disruption, rupture
rythme, pace, rhythm
　　– alpha, alpha rhythm
　　– circadien, circadian rhythm
　　– de galop, cartering rhythm

S

sable, sand
sac, bag, sac
saccharine, saccharin
saccoradiculographie, saccoradiculography
sacralisation, sacralization
sacré, sacral
sacrum, sacrum
sadisme, sadism
sage, wise
sage-femme, midwife
sagittal, sagittal
saignée, blood letting
sain, sound, healthy
 – d'esprit, sane
sale, dirty
salidiurétique, saluretic
salivation, salivation
salive, saliva
salle d'hôpital, ward
salpingectomie, salpingectomy
salpingite, salpingitis
salpingographie, salpingography
salpingostomie, salpingostomy
sanatorium, sanatorium
sang, blood
sangle, starp
sanglot, sob
sangsue, leech
sanieux, sanious
sans objet, irrelevant
santé, health
saponification, saponify
saprophyte, saprophyte
sarcoïde, sarcoid
sarcoïdose, sarcoidosis
sarcolemme, sarcolemma
sarcome, sarcoma
satiété, satiety
saturation, saturation
saturnisme, lead poisoning, plumbism
saut, jump
sauter à cloche-pied, hop
sauvage, wild
sauvegarde, back up
sauvetage, rescue
saveur, taste, flavor
savon, sapo, soap
scalp, scalp
scalpel, scalpel
scaphocéphalie, scaphocephaly
scaphoïde, navicular bone
 – carpien, scaphoid bone
scaphoïdite tarsienne, Köhler's disease
scapulalgie, scapulalgia
scarification, scarification
scarlatine, scarlet fever
scellés, seals
schéma, chart, design, diagram, outline, pattern, schedule
 – corporel, body image
Schistosoma, Bilharzia
schistosomiase, schistosomiasis
schizocyte, schistocyte
schizophrénie, schizophrenia
sciatique, sciatica
scie, saw
science, science
 – physique, physical science
scintigraphie, scanning, scintigraphy
scintillation, scintillation
scissiparité, binary fission
scissure, fissure
sclérite, scleritis
sclérodactylie, sclerodactylia
sclérodermie, progressive systematic sclerosis, sclerodermia
 – circonscrite, morphea
sclérose, sclerosis

– en plaques, disseminated sclerosis, multiple sclerosis
– latérale amyotrophique, amyotrophic lateral sclerosis
– tubéreuse de Bourneville, tuberous sclerosis
sclérotique, sclera, sclerotic
– bleue, blue sclera
sclérotomie, sclerotomy
scolex, scolex
scoliose, scoliosis
scorbut, scurvy
score, score
scotome, scotoma
scrotal, oscheal, scrotal
scrotum, scrotum
scybales, scybalum
seau, bucket
sébacé, sebaceous
séborrhée, seborrhea
sec, dry
sécable, divisible
sécheresse, drought
séchoir, dryer
secousse, concussion, jerk
– musculaire, twitch
secrétine, secretin
sécrétion, secretion
secteur, catchment area
section, cutting, section
sécurité, reliability, safety
– routière, road safety
sédatif, calmative, depressant, sedative
segment de Fowler, segmentum apicale
segmentaire, segmental
segmentation, cleavage
sein, breast
séjour, stay
sel, salt
sélection, selection
selles, feces, stools
– noires, black stools
sels biliaires, bile salts
semaine, week

semi-lunaire, lunate bone, semilunar bone
séminome, seminoma
sénescence, senescence
sénile, senile
sénilité, senility
sens, sense
– des aiguilles d'une montre, clock wise
sensation, feeling, sensation
sensibilisation, sensitization
sensibilisé, sensitized
sensibilité, sense, sensibility, sensitivity, susceptibility
sensible, responsive, tender
sensitif, sensitive
sensoriel, sensorial
sentiment, feeling
séparation, parting
séparé, apart
septicémie, pyemia, septicemia
septique, septic
septum, septum
séquelle, sequela
séquence, sequence
séquestre, sequestrum
séreux, serous
série, panel, cluster, serial, series, set
seringue, syringe
sérosité, serosity
sérothérapie, serotherapy
sérotonine, serotonin
serpent, snake
serpigineux, serpiginous
serpillère, floor cloth
serré, tight
sérum, serum
– antilymphocytaire, antilymphocyte serum
– salé physiologique, physiological saline
service des urgences, casualty department
sessile, sessile
seuil, threshold

– **rénal**, renal threshold
seul, single
sévère, harsh
sévice(s), abuse, maltreatment
sevrage, weaning, withdrawal
sexe, sex
shunt, shunt
sialadénite, sialadenitis
sialagogue, sialogogue
sialolithe, sialolith
sialorrhée, polysialia
SIDA, AIDS
– **complexe apparenté au**, AIDS related complex (ARC)
sidération médullaire, spinal shock
sidérophyline, iron binding protein
sidérose, siderosis
siège, breech, seat
sieste, nap
sifflement, whistle
– **respiratoire**, wheeze
sigmoïde, sigmoid
sigmoïdoscopie, sigmoidoscopy
sigmoïdostomie, sigmoidostomy
signal, signal
– **d'alarme**, warning signal
signe, sign
– **de Koplik**, Koplik's spot
– **du lacet**, capillary fragility test
signes cliniques, clinical evidence
– **fonctionnels**, history
– **physiques**, objective signs, manifestation
significatif, meaningful, significant
signification, meaning
signification, sans -, meaningless
silencieux, silent
silhouette, shadow
silicose, silicosis
sillon, groove, furrow, sulcus
simple, plain
simulateur, simulator
simulation, malingering, simulation, feigning

simulie, black fly
sinapisme, mustard plaster
sino-auriculaire, sinoatrial
sinus, antrum, sinus
– **caverneux**, cavernous sinus
– **de la face**, paranasal sinus
– **frontal**, frontal sinus
– **pilonidal**, pilonidal cyst
– **sphénoïdal**, sphenoidal sinus
sinusite, sinusitis
sinusoïdal, sinusoid
sirop, syrup
siroter, sip
site, site
situation, setting
smegma, smegma
sodoku, rat bite fever
soif, thirst
soignant, carer
soin, care
– **à domicile**, care home
– **externe**, care-out patient
soins infirmiers, nursing
soin post-hospitalier, follow up care
soins palliatifs, palliative care setting
soir, evening
sol, soil
soleil, sun
solide, solid, firm, steady
solution, solution
– **salée**, saline
solvant, solvent
somatique, somatic
sommeil, sleep
– **à ondes lentes**, slow wave sleep
– **à rattraper**, catch up sleep
– **paradoxal**, REM sleep
sommet, apex
somnambulisme, sleep-walking, somnambulism
somnifère, hypnotic, sleeping pill
somnolence, drowsiness
somnolent, drowsy

son, sound
sondage, probing
sonde, catheter, probe, sound, tube
  – cannelée, grooved director
  – naso-œsophagienne, naso-gastric tube
soporifique, soporific
sort, fate
souche, stem, strain
souci, worry
souffle, murmur
  – cardiaque, heart murmur
  – de vie, breath of life
  – tubaire, bronchial breathing
  – vasculaire, bruit
souffrance, distress
souffrir, suffer
  – le martyre, agonize
soufre, sulfur
souiller, soil
soulagement, ease from pain, relief
soulager, relieve
soulever, lift
souligner, underline
soupir, sigh
source, source
sourcil, brow, eyebrow, supercilium
sourd, deaf, dull
sourd-muet, deaf-mute
sous-,
  – alimentation, malnutrition
  – arachnoïdien, subarachnoid
  – clavier, subclavian
  – diaphragmatique, subphrenic
  – dural, subdural
  – épineux, infraspinous
  – jacent, subjacent, underlying
  – liminaire, subliminal
  – maxillaire, submaxillary
  – muqueux, submucous
  – sol, basement
  – unité, subunit

soutenu, sustained
soutien, support
soutien-gorge, bra
souvenir, mind, remembrance
sparadrap, adhesive tape
spasme, spasm
  – carpopédal, carpopedal spasm
  – de torsion, torsion spasm
  – du sanglot, breath holding spell
spasmolytique, spasmolytic
spasticité, spasticity
spastique, spastic
spatule, spatula
spécifique, specific
spécimen, specimen
spectaculaire, dramatic
spectre, spectrum
  – d'action, action spectrum
spectrométrie, spectrometry
spectroscope, spectroscope
spéculum, speculum
spermatocèle, spermatocele
spermatogénèse, spermatogenesis
spermatozoïde, spermatozoon, zoosperm
sperme, semen, seminal fluid, sperm
spermicide, spermicide
spermogramme, semen analysis
sphérocyte, spherocyte
sphinctérotomie, sphincterotomy
sphygmographe, sphygmograph
sphygmomanomètre, sphygmomanometer
spica, spica
spicule, spicule
spinal, spinal
spirographe, spirograph
spiromètre, spirometer
splénectomie, splenectomy
splénique, lienal, splenic
splénomégalie, splenomegaly

spondylarthrite ankylosante, ankylosing spondylitis
spondylite, spondylitis
spondylolisthésis, spondylolisthesis
spondylolyse, spondylolysis
spongiose, spongiosis
spontané, spontaneous
sporadique, sporadic
sporotrichose, sporotrichosis
sport, sport
squame, squama
squameux, squamous
squelette, skeleton
squirrhe, scirrhus
stade, stage
  – **phallique**, phallic phase
stapédectomie, stapedectomy
staphylome, staphyloma
staphylorraphie, staphylorrhaphy
stase, stasis
statique, static
statistiques, casuistics, statistics
stéatome, steatoma
stéatorrhée, steatorrhea
stéatose, steatosis
stellaire, star
sténose, narrowing, stenosis
steppage, dropfoot gait, equine gait
stercobiline, stercobilin
stéréognosie, stereognosis
stérile, bland, sterile
stérilet, device, intrauterine contraceptive device
stérilisation, sterilization
stérilité, infertility, sterility
  – **féminine**, acyesis
sternal, sternal
stéroïde, steroid
  – **anabolisant**, anabolic steroid
stérol, sterol
stéthoscope, stethoscope
stigmate, stigma
stimulant, stimulant
stimulateur, pacemaker

stimulation, stimulation
stimulus, stimulus
stockage, storage
stomatite, stomatitis
  – **aphteuse**, aphtous stomatitis
  – **gangréneuse**, cancrum oris
strabisme, squint, strabismus
  – **convergent**, cross-eye
stratifié, stratified
stratum granulosum, granular layer
stress, stress
striction, stricture
strie, stria
  – **Z**, Z band
stroma, stroma
structure, framework, structure
stupéfiant, narcotic
stupeur, stupor
stylet, probe, stylet
subaigu, subacute
subjectif, subjective
sublingual, sublingual
subnormal, subnormal
substance, matter, substance
  – **blanche**, white matter
  – **grise**, gray matter
  – **grise périaqueducale**, periaqueducal gray matter
  – **lipotrope**, lipotrophic substance
substrat, substrate
subtotal, subtotal
subvention, grant
suc, juice
  – **gastrique**, gastric juice
successif, sequential
succion, sucking
succussion, succussion
sucre, sugar
sucré, sweet
sudamina, sudamina
sueur, sweat
  – **nocturne**, night sweat
suggestibilité, suggestibility

suggestif, telltale
suicide, suicid
suie, soot
suintement, oozing
suivi, follow-up
suivre..., à, watch this space...
sujet, issue, subject, topic
superfécondation, superfecundation
superficiel, acrotic
supérieur, superior, upper
supination, supination
supplémentaire, further
support, support
supposer, assume
suppositoire, suppository
suppression, suppression
suppuration, fester, suppuration
suppuré, purulent
sûr, safe, secure
suractivité, overactivity
sural, sural
suralimentation, overfeeding
surcharge, overloading
surcompensation, overcompensation
surconsommation, overconsumption
surdité, deafness
surdosage, overdosage, surdose
surdose, overdose
surface, surface
  – corporelle, body surface
surfactant, surfactant
surjet, running suture
surmenage, fatigue, overstrain, overstress
surmené, overworked
surpeuplement, overcrowding
surrénalectomie, adrenalectomy
surrénalien, adrenal
sursaut nocturne, startling
surveillance, monitoring
  – des convalescents, after care
  – réseau de, monitoring network

survenir, happen
survenue, occurence
  – brutale, abrupt onset
survie, survival
susorbitaire, supraorbital
suspension, suspension
  – d'activité, abeyance
suspubien, suprapubic
suture, stitch, suture
  – coronale, coronal suture
  – dentée, serrated suture
  – sagittale, sagittal suture
sycosis, barber's itch, sycosis
symbiose, symbiosis
symbole, icone
symétrie, symmetry
sympathectomie, sympathectomy
symphyse, symphysis
symptomatologie, symptomatology
symptôme, symptom
  – révélateur, presenting symptom
synapse, synapse
synarthrose, synarthrosis
synchondrose, synchondrosis
synchronisation, synchronization
syncope, faint, syncope
  – par hyperexcitabilité du sinus carotidien, carotid sinus syncope
syndrome, syndrome
  – carentiel des gastrectomisés, post-gastrectomy syndrome
  – d'Apert-Gallais, adrenogenital syndrome
  – de chasse, dumping syndrome
  – de déefférentation motrice, locked-in syndrome
  – de détresse respiratoire, respiratory distress syndrome
  – de Hurler, lipochondrodystrophy
  – de la loge des péroniers, peroneal artery occlusive disease

– de l'anse borgne, blind loop syndrome
– de malabsorption, intestinal malabsorption
– de Silverman, battered baby syndrome
– d'écrasement, crush syndrome
– des jambes sans repos, restless legs syndrome
– d'Immunodéficience Acquise, Acquired Immunedeficiency Syndrome
– du canal de Guyon, cubital tunnel external compression syndrome
– du cimeterre, scimitar syndrome
– du défilé costoclaviculaire, costoclavicular syndrome
– du double Y, XYY genotype
– du scalène antérieur, scalenus anticus syndrome
– du vol de la sous-clavière, subclavian steal syndrome
synéchie, synechia

synergie, synergy
synovectomie, arthrectomy, synovectomy
synovite, synovitis
synthétique, synthetic
synthèse, review
syphilide, syphilide
syphilis, lues, syphilis
syringomyélie, syringomyelia
systématique, routine
système, system
– ABO, ABO system
– de cotation, rating system
– métrique, metric system
– nerveux autonome, autonomic nervous system
– nerveux central (SNC), central nervous system (CNS)
– nerveux sympathique (SNS), sympathetic nervous system (SNS)
– réticulé, reticular formation
systémique, systemic
systole, systole
systolique, systolic

T

tabagisme, smoking
tabatière anatomique, anatomical snuff-box
tabès, tabes
table, table
tableau, board, panel, table
– **clinique**, clinical pattern
tablier, apron
tabouret, stool
tache, blot, dot, macula, spot
tâche, task
tache aveugle, blind spot
– **de naissance**, birth mark
– **de rousseur**, ephelis, freckle
tacheture, mottling
tachycardie, tachycardia
tact, feeling, touch
tactile, tactile
tænia, tapeworm
taie, nebula
taille, height, size, stature, waist
talon, heel
tampon, buffer, plug, wad, tampon
– **d'ouate**, pledget
tamponade, tamponade
tamponnement, pack
tapis roulant, treadmill
taraud, screw tap
tardif, late
tare, defect
tarsalgie, tarsalgia
tarse, tarsus
tarsectomie, tarsectomy
tarsien, tarsal
tarsoplastie, tarsoplasty
tarsorraphie, tarsorrhaphy
tartre, tartar

– **dentaire**, dental calculus
tasse, cup
taux, rate
– **de croissance**, growth rate
– **de masculinité**, sex ratio
– **de natalité**, birth rate
– **de survie à un an**, one year survival rate
taxinomie, taxinomy
technique, method, technique
tégument, integument, tegument
teigne, ringworm, tinea
teinture, tincture
télangiectasie, telangiectasis
télémétrie, telemetry
télépathie, telepathy
témoin, control, witness
tempe, temple
tempérament, temperament
température, temperature
temporal, temporal
temps, time
– **complet**, full-time
– **de saignement**, bleeding time
– **réel**, real time
tendance, propensity, trend
tendinite, tendinitis
– **de la coiffe des rotateurs**, impingement syndrome
tendon, sinew, tendon
ténesme, tenesmus
teneur, content, amount
tenir, hold
ténoplastie, tenoplasty
ténorraphie, tenorrhaphy
ténosynovite, tenosynovitis
ténotomie, tenotomy
tenseur, tensor
tensio-actif, surface active, tensioactive
tension, tension, voltage
tente, tent
– **à oxygène**, oxygen tent
ténu, tenuous
tenue, suit

tératogène, teratogen
tératome, teratoma
térébrant, terebrant
terme, à, full term
terminaison, end, ending
  – d'un nerf afférent, end organ
terminal, end-stage
terminé, over
terminologie, terminology
terrain, sur le, in the field
terre, earth, soil
terreur nocturne, night terror
tertiaire, tertiary
test, test
  – aux anticorps tréponémiques fluorescents, FTA-test
  – de Coombs, antiglobulin test
  – de fixation du complément, complement fixation test
  – de tolérance au glucose, glucose tolerance test
  – d'effort, exercise test
  – percutané, patch test
  – T de Student, T test
testicule, orchis, testicle, testis
testostérone, testosterone
tétanie, tetany
tétanisation, tetanization
tétanos, tetanus
tête, caput, head
tétracycline, tetracycline
tétradactyle, tetradactylous
tétraplégie, quadriplegia, tetraplegia
thalamus, thalamus
thalassémie, Mediterranean anemia, thalassemia
thalassothérapie, thalassotherapy
thalidomide, thalidomide
thécome, thecoma
théorie, theory
thèque, theca
thérapeutique, therapeutics
thermalisme, balneology
thermographie, thermography

thermolabile, thermolabile
thermomètre, thermometer
thermophile, thermophilic
thermostat, thermostat
thiamine, thiamine
thoracique, thoracic
thoracocentèse, thoracocentesis
thoracoplastie, thoracoplasty
thoracoscopie, thoracoscopy
thoracotomie, thoracotomy
thorax, breast, chest, pectus
  – en carène, pigeon chest
  – en entonnoir, funnel chest
thréonine, threonine
thrombectomie, thrombectomy
thrombine, thrombin
thromboangéite, thromboangiitis
thromboartérite, thromboarteritis
thrombocyte, platelet, thrombocyte
thrombocytopénie, thrombocytopenia, thrombopenia
thrombokinase, thrombokinase
thrombolytique, thrombolytic
thrombophlébite, phlebothrombosis, thrombophlebitis
thromboplastine, thromboplastin
thrombose, thrombosis
thymectomie, thymectomy
thymie, mood
thymine, thymine
thymocyte, thymocyte
thymome, thymoma
thymus, thymus
thyréotoxicose, thyrotoxicosis
thyréotrope, hormone (TSH), thyrotrophin hormone (TSH)
thyroïde, thyroid
thyroïdectomie, thyroidectomy
thyroxine, thyroxine
tibia, shin, tibia
tibial, cnemial
tic, tic
tiède, tepid
tige, shaft, stem, stalk

tinea cruris, dhobi itch
tique, tick
tirer, pull
tissu, tissue
 – conjonctif lâche, areolar tissue
titrage, titration
titre, headline, titre
tocographie, tocography
tocophérol, tocopherol
toile, tela, web
toise, tape mesure
toit, roof, tectum
tolérance, safety, tolerance
 – critères de tolérance, safety criteria
tomodensitométrie, computerized axial tomography
tomographie, tomography
 – par émission de positon, PET scan
ton, tone
tonique, tonic
tonneau, barrel
tonomètre, tonometer
tonus, tone
topique, topical
topographie, topography
torpeur, torpor
torpide, indolent
torsade de pointes, twisting spikewave burst arrhythmia
torse, torso
torsion, torsion
tort, hurt
 – ou à raison, à, rightly or wrongly
torticolis, torticollis, wry neck
tortiller (se), squirm
totalement, thoroughly
touche, key
toucher, touch
 – rectal, rectal digit examination
touffe, tuft
tour de hanches, hip girth
tournée, round

tournesol, litmus
tourniole, run around
tous les deux jours, every other day
tout à l'heure, presently
toux, cough
toxémie, toxemia
toxicologie, toxicology
toxicomane, addict
toxicomanie, addiction, drug addiction
 – à la colle, glue sniffing
toxicose, toxicosis
toxidermie, drug eruption
toxine, toxin
toxique, toxic
toxoplasmose, toxoplasmosis
trabécule, trabecule
trabéculotomie, trabeculotomy
traceur, tracer
trachée, trachea, windpipe
trachéite, tracheitis
trachélorraphie, trachelorrhaphy
trachéobronchite, tracheobronchitis
trachéostomie, tracheostomy
trachéotomie, tracheotomy
trachome, trachoma
traction, traction
tractus, tract
tragus, tragus
traîner, drag
trait, trait
traitement, course, processing, management, therapy, treatment
 – de texte, word processor
 – des données, data processing
 – en cours, ongoing treatment
 – substitutif, replacement therapy
trajet, course
tranchant, cutting
tranche, slice
tranchées utérines, after-pains
tranquillisant, tranquilizer
transabdominal, transabdominal

transaminase, transaminase
transe, trance
transfert, transference
transfusion, transfusion
transitoire, transient
transmis par vecteur, vector-borne
transplant, transplant
transplantation, grafting, transplantation
transposition, transposition
transsudation, transudation
transversal, transverse
transverse, transverse
trapèze, trapezium, trapezius
trapézoïde, trapezoid
trauma, trauma
traumatisme, trauma
 – **crânien**, concussion
 – **crânien fermé**, closed head syndrome
travail, labor, work
 – **posté**, shift work
travailleur, worker
travaux ménagers, chores
travestissement, transvestism
trébucher, stumble
trématode, fluke, trematoda
tremblement, quiver, shake, tremor
 – **d'intention**, action tremor
 – **intentionnel**, intention tremor
trempé, soaked
tremper, drench
trépanation, trephining
triangle, trigone
 – **de Scarpa**, femoral triangle
triceps, triceps
trichiasis, trichiasis
trichinose, trichinosis
trichobézoard, hair ball
trichocéphale, whipworm
trigone, fornix, trigone
triplégie, triplegia
triplés, triplets

triploïde, triploid
trismus, lockjaw, trismus
trisomie, trisomy
 – **21**, Down's syndrome
tristesse, sadness
trocart, trocar
trochanter, trochanter
trochléaire, trochlear
trochlée, trochlea
troisième, third
trompe d'Eustache, pharyngo-tympanic tube
tronc, troncus, trunk
 – **artériel brachiocéphalique**, innominate artery
 – **cérébral**, brain stem
tronculaire, truncal
trophique, trophic
trophoblaste, trophoblast
trou, gap, hole, pore
 – **de Botal**, foramen ovale
 – **de mémoire**, blank
 – **de trépanation**, burr hole
 – **nourricier**, nutrient foramen
 – **occipital**, foramen magnum
trouble, disorder, disturbance, trouble, cloudy
 – **de l'alimentation**, eating disorder
 – **du comportement**, behavior disorder
 – **fonctionnel**, functional disorder
 – **intestinal**, bowel disorder
 – **thymique**, affective disorder
trousse, kit
trychophytie, trichophytosis
trypanosomiase, trypanosomiasis
trypsine, trypsin
trypsinogène, trypsinogen
tryptophane, tryptophan
tubaire, tubal
tube, salpinx, tube, vial
 – **digestif**, alimentary tract, gastrointestinal tract

215

tyrosine

tubercule, clavus, tubercle, tuberculum
tubercules quadrijumeaux, quadrigemina bodies
tuberculeux, tuberculous
tuberculide, tuberculid
tuberculine, tuberculin
tuberculome, tuberculoma
tuberculose, consumption, tuberculosis
tubérosité, tuberosity
tubes séminifères, seminiferous tubules
tubo-ovarien, tubo-ovarian
tubulaire, tubular
tubule, tubule
tularémie, tularemia
tuméfaction, swelling, tumefaction

tumeur, tumor
  – à myéloplaxes, osteoclastoma
  – glomique, glomus tumor
tunique, tunica
tunnel, tunnel
turbinectomie, turbinectomy
turbulence, boisterousness
turgescence, turgor
turgescent, turgid
tympan, ear drum, tympanum
tympanique, tympanic
tympanite, myringitis, tympanitis
tympanoplastie, tympanoplasty
typage, typing
type, type
typhus, typhus fever
tyrosine, tyrosine

U

ulcérant, ulcerative
ulcération, canker
  – cutanée, fester
  – fétide de la bouche, cancrum oris
ulcère, ulcer
  – gastro-duodénal, peptic ulcer
ultrason, ultrasound
ultrasonographie, ultrasonography
unciforme, hooklike, unciform
unicellulaire, unicellular
unilatéral, unilateral
union, union
uniovulaire, uniovular
unipare, uniparous
unipolaire, monopolar
unique, single
unité, unit
  – de soins intensifs, intensive
  care unit
  – motrice, motor unit
urate, urate
urée, urea
urémie, blood urea, uremia
urétéral, ureteral, ureteric
uretère, ureter
urétérectomie, ureterectomy
urétérite, ureteritis
urétérocèle, ureterocele
urétérolithe, ureterolith
urétérolithotomie, ureterolithotomy
urétérovaginal, ureterovaginal

urétérovésical, ureterovesical
urètre, urethra
urétrite, urethritis
urétrocèle, urethrocele
urétrographie, urethrography
urétroplastie, urethroplasty
urétroscope, urethroscope
urétrotomie, urethrotomy
urgence, emergency
urinaire, urinary
urine, urine
urinifère, uriniferous
urinomètre, urinometer
urique, uric
urobiline, urobilin
urobilinogène, urobilinogen
urochrome, urochrome
urogénital, urogenital
urographie, urography
urologie, urology
urologue, urologist
urticaire, hives, nettle rash, urticaria
usage détourné, misuse
  – unique, à, disposable, single
  use
usine, factory
utérin, uterine
utérovésical, uterovesical
utérus, hystera, metra, uterus,
womb
  – rétrofléchi, retroflexed uterus
utile, helpful, useful
utilisation en ambulatoire, community use
  – en ville, community use
utricule, utricle
uvée, uveal tract
uvéite, uveitis
uvula, uvula
uvulectomie, uvulectomy

V

vacances, vacation
vaccin, vaccine
vaccination, vaccination
vaccine, vaccinia
vache folle, maladie de la, mad cow disease
vacuole, vacuole
vagal, vagal
vagin, vagina
vaginal, vaginal
vaginisme, vaginismus
vaginite, colpitis, vaginitis
vagissement, vagitus
vagotomie, vagotomy
vaisseau, vessel
  – coronaire, coronary vessel
valable, valid
valeur, value
valgus, valgus
valine, valine
valve, cusp, valve
  – aortique, aortic valve
  – mitrale, bicuspid valve
  – des valvules, leaflet of heart valve
valvule, valvula
  – de la saphène, saphenous opening
  – iléo-cæcale, ileocecal valve
  – mitrale, mitral valve
  – tricuspide, tricuspid valve
valvulotomie, valvulotomy
vapeurs, fumes
vaporisateur, nebulizer
variable, variable
  – aléatoire, random variable
variation, variation

varice, varix
varicelle, chickenpox, varicella
varicocèle, varicocele
varier de, range from
variole, smallpox, variola
variqueux, varicose
varus, varus
vasculaire, vascular
vascularite, vasculitis
vasectomie, vasectomy
vasoconstriction, vasoconstriction
vasodilatation, vasodilatation
vasomoteur, vasomotor
vasopressine, vasopressin
vasospasme, vasospasm
vasovagal, vasovagal
vecteur, vector
végétation, vegetation
  – adénoïde, adenoids
veilleuse, wakefulness, night light
veine, vein, vena
  – basilique, basilic vein
  – saphène, saphenous vein
veineux, venous
veinotonique, phlebotonic
veinule, venula
vélocimétrie, velocimetry
velu, hairy
venir, come
ventilation, breathing, ventilation
  – assistée, assisted ventilation
ventouse, cupping glass
ventral, ventral
ventre, belly
  – de bois, wooden belly
ventricule, ventricle
  – quatrième, fourth ventricle
  – unique, single ventricle
ventriculographie, ventriculography
ver, worm
  – de Guinée, guineaworm
verge, penis
vergetures, striae atrophicae
vérification, check

vérifier, check
véritable, actual
vérité, truth
vermifuge, anthelmintic, vermifuge
vermineux, verminous
vérole, pox
verre, glass
– **correcteur**, glass
verrue, verruca, wart
– **plantaire**, plantar wart
verser, pour
version, version
vertèbre, spondyle, vertebra
vertex, vertex
vertical, vertical
vertige, giddiness, dizziness, vertigo
vésical, vesical
vésicant, vesicant
vésicovaginal, vesicovaginal
vésicule, bladder, blister, bulla, vesicle
– **biliaire**, gall bladder, gallbladder
– **ombilicale**, yolk sac
vésiculite, vesiculitis
vessie, bladder, urinary bladder, vesica
veste, jacket
vestibulaire, vestibular
vestibule, vestibule
vestigial, vestigial
vêtement, cloth, garment
viable, viable
viande, meat
vibration, vibration
vicariant, vicarious
victime, casualty
vidange, emptying
vide, empty, void
vie, life
– **privée**, privacy
vieillesse, old age
vieillissement, ageing, aging, senescence

vif, brisk, lively, sharp
vigilance, awareness, vigilance, alertness, wakefulness
vigilant, watchful
vigueur, stamina
ville, de, community
villeux, villous
villosité, villus
– **chorionique**, chorionic villus
viol, rape
violet de gentiane, gentian violet
virilisme, virilization
virologie, virology
virulence, virulence
virus, virus
– **de l'immunodéficience humaine (VIH)**, human immunodeficiency virus (HIV)
– **orphelin**, orphanvirus
vis, screw
viscère, viscera
viscomètre, viscometer
vision, sight, eyesight, vision
visqueux, glairy, meliceris, viscous
visuel, visual
vitamine, vitamin
– **B2**, riboflavin
– **C**, antiscorbutic
– **D**, antirachitic factor, calciferol
vitellin, vitelline
vitellus, yolk
vitesse, rate, speed, velocity
– **de sédimentation**, blood sedimentation rate, erythrocyte sedimentation rate
vitré, vitreous body
vivant, alive, live, living
vivisection, vivisection
vocal, vocal
voie, pathway, tract
– **d'abord veineux**, indwelling venous infusion
– **d'administration**, route
– **de conduction**, pathway
– **extrapyramidale**, extrapyramidal tract

voies
 – **aériennes**, airways
 – **biliaires**, hepatic ducts
 – **respiratoires supérieures**, upper respiratory tract
 – **cordonales postérieures**, posterior columns
voile, velum, veil
 – **noir**, black out
voix, voice
 – **haute, à**, aloud
vol, flight, steal
volaille, fowl
volatile, volatile
volémie, blood volume
volet costal, flail chest
volonté, volition, will
volt, volt
voltage imposé, voltage clamp
volume, bulk, volume
 – **courant**, tidal volume
 – **de réserve expiratoire**, expiratory reserve volume
 – **de réserve inspiratoire**, inspiratory reserve volume
 – **d'éjection**, stroke volume
 – **expiratoire maximal/ seconde (VEMS)**, forced expiratory volume/second (FEV1)
 – **résiduel (VR)**, residual volume (RV)
 – **sanguin**, blood volume
volvulus, volvulus
vomer, vomer
vomissement, emesis, vomiting
 – **acétonémique**, cyclical vomiting
voute, arch, roof, vault
 – **cranienne**, calvaria
voyage, journey, trip
voyeurisme, scopophilia, voyeurism
vrai, true
vraissemblance, likelyhood
vue, sight, view
 – **d'ensemble**, overview
vulve, pudendum muliebre
vulvectomie, vulvectomy
vulvite, vulvitis
vulvovaginite, vulvovaginitis

X

xanthine, xanthine
xanthochromie, xanthochromia
xanthome, xanthoma
xérodermie, xerodermia
xérophtalmie, xerophthalmia
xéroradiographie, xeroradiography
xérostomie, xerostomia

Y

yard, yard (0,914 m)
yoyo, grommet

Z

zéiose, zeiosis
zéro, zero

zézaiement, lisp
zinc, zinc
zona, herpes zoster, shingles, zona, zoster
zonule, zonula
zoologie, zoology
zoonose, zoonosis
zoopsie, zoopsia
zygote, zygote
zymotique, zymotic

Photocomposition réalisée
par NORD COMPO
59650 Villeneuve-d'Ascq

Imprimé en Belgique

400990 - (I) - (4) - OSB 80° - NORD COMPO

Masson Éditeur
120, boulevard Saint-Germain
75280 Paris Cedex 06
Dépôt légal : janvier 2003

Achevé d'imprimer sur les presses de la
SNEL S.A.
Rue Saint-Vincent 12 - B-4020 Liège
tél. 32(0)4 344 65 60 - fax 32(0)4 341 48 41
décembre 2002 - 27043